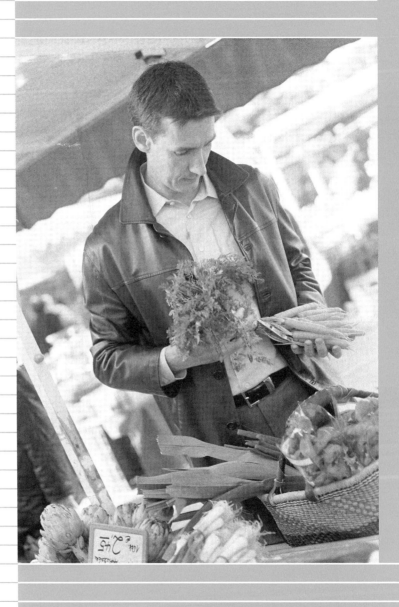

Kirsten Thieme

Weg mit der Wampe

Der Guide für eine schlanke Ernährung

Fotos von Patrick Beier

Rowohlt Taschenbuch Verlag

Lektorat Bernd Gottwald

10. Auflage März 2011

Originalausgabe

Redaktion Heike Herrberg
Veröffentlicht im Rowohlt Taschenbuch Verlag,
Reinbek bei Hamburg, Oktober 2002
Copyright © 2002 by Rowohlt Taschenbuch Verlag GmbH,
Reinbek bei Hamburg
Umschlaggestaltung Thomas Lemmler
(Foto: Zefa)
Layout Anja Sicka
Satz Fairfield Light, Grotesque MT und Akzidenz Grotesk
(PostScript) auf QuarkXPress 4.0
Gesamtherstellung CPI – Clausen & Bosse, Leck
Printed in Germany
ISBN 978 3 499 61374 6

Inhalt

9   Stell dir vor ...

Das Einmaleins des Stoffwechsels

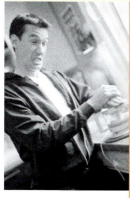

Warum Diäten nicht funktionieren können

19   Gene contra Waschbrettbauch
Wie sich der Körper weigert, gebunkertes Fett wieder rauszurücken

22   Nie wieder Diät!
Diäten funktionieren nicht, machen dick und manchmal krank

26   Das dreckige Dutzend
Die zwölf wichtigsten Schlankheitsmethoden

Gesunde und schlanke Ernährung

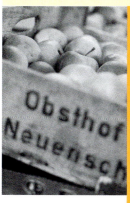

Was soll man überhaupt essen?

37   Fett: Rehabilitation eines geächteten Nährstoffs
Falsch: Fett macht fett und krank

46   Kohlenhydrate: Reichlich, mehr – zu viel?
Wie viel ist gut für Gesundheit und Figur?

54   Proteine: Viel Eiweiß, dicke Muckies?
Nicht die Bodybuilder brauchen am meisten Eiweiß

59 Alkohol: – Nicht nur Futter für den Bierbauch
Moderates Trinken für eine gute Figur

61 Märchenstunde Ernährung
Mythen, die sich hartnäckig halten

67 Die Zauberformel gesunder Ernährung
Die renovierte Pyramide

Angriff von zwei Seiten

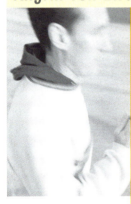

So bekommen Sie Ihr Fett weg

79 Zu klein für Ihre Kilos?
So bewerten Sie Ihr Gewicht

85 Sport – Zehn Fliegen mit einer Klappe schlagen
Das einzige Wundermittel zum Abnehmen: Bewegung

99 Ernährung – (Fr)iss das Doppelte!
Die Dicke-Garantie: Wenig essen oder hungern

Schlank leben im Alltag

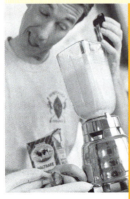

Genuss statt schlechtes Gewissen

105 Von Lustessern, Gierlappen und Kalorienzählern
Warum es schlank macht, wenn Sie sich was gönnen

115 Die 25 besten Strategien schlanker Männer
So geht's wirklich

130 Wegweiser durch den Lebensmittel-Dschungel
Schlank und lecker einkaufen und essen

138 Ein neuer Anfang
8 Schritte ins schlanke Leben

Rezepte und Kochtricks

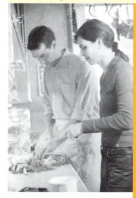

von Markus Schiller

141 Einfache und schnelle Hauptgerichte, Kuchen, Desserts und Bürosnacks, entwickelt von Markus Schiller, Küchenchef des Wellness-Hotels «Alter Meierhof» in Glücksburg

Anhang

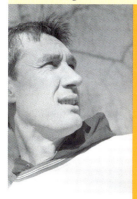

166 Kalorien- und Fett-Tabelle

185 Literatur

189 Die Autorin

Stell dir vor ...

es gibt eine neue Diät,
und keiner macht mit ...

«Ich muss mich unbedingt gesünder ernähren.» Haben Sie diesen Satz auch schon mal gesagt? Wie freudlos das klingt! Nach Wasser, trockenem Knäcke und rohen Möhren. Im gleichen Tonfall sagen Sie wahrscheinlich auch: «Ich sollte mal wieder zum Zahnarzt», oder: «Die Steuererklärung muss dringend gemacht werden.» Alles nötig, sinnvoll, und es kommt Ihnen später zugute – aber Spaß ist was anderes.

Wie wäre es, wenn Sie stattdessen sagen würden: «Ab jetzt esse ich nur noch, was mir schmeckt.» Das hört sich doch schon besser an, oder? Vor allem mit dem Nachsatz «... und werde trotzdem nicht dick.» Dafür müssen Sie nicht zaubern können, keine Pillen schlucken und sich nicht auf den Operationstisch legen. Nur weiterlesen.

Dieses Buch präsentiert keine neue Diät. Denn Diäten funktionieren nicht, *können* gar nicht funktionieren, sie machen sogar dicker. Merkwürdigerweise erstaunt uns diese Tatsache immer noch, obwohl Millionen Menschen sie immer wieder beweisen. Dabei sind diese «Diätversager» (so werden sie tatsächlich genannt) weder disziplinlos noch gierig oder ohne Durchhaltevermögen, sondern völlig normal.

Natürlich gibt es ein paar Lichtgestalten, die es geschafft haben. Men's Health hat sogar einige vorgestellt, die zwischen 14 und 50 Kilogramm losgeworden sind. Doch eine Diät hat keiner von ihnen gemacht. Diese Männer haben ihr Leben geändert. Nicht mehr gedankenlos in sich reingestopft, nicht gegessen, obwohl sie gar keinen Appetit hatten und Hunger schon gar nicht. Sie haben mehr Bewegung in ihren Alltag eingebaut – wenn es nicht anders zu organisieren war, auch aufgeteilt in mehrere kleine Einheiten, z. B. vier mal 15 Minuten. Und sie haben sich beim Abnehmen die Zeit gelassen, die der Körper ebenso wie der Kopf für solche Veränderungen braucht.

Jetzt sind Sie sicher geschockt. Eigentlich wollten Sie bloß einen besseren Eindruck in der Badehose machen, und dann sollen Sie gleich

Ihr ganzes Leben ändern. Klingt beängstigend, ist aber gar nicht so schlimm. Dieses Buch will Ihnen das Essen nicht vermiesen – im Gegenteil! Es wird Ihnen erläutern, warum *mehr* Genuss schlank macht. Sie erfahren, warum nicht der Verzicht auf Leckereien Ihre Figurträume erfüllt, sondern gerade das Zelebrieren einer Mahlzeit und das Huldigen von gutem Essen. Sie sollen das Schlemmen wieder lernen! Wann haben Sie das letzte Mal etwas mit solcher Wonne gegessen, dass Sie am liebsten die Augen geschlossen hätten, um den Geschmack bis in die letzte Nuance auszukosten? *Das* ist eine der wichtigsten Änderungen in Ihrem Leben, zu denen dieses Buch anregen soll.

Sie sind skeptisch? Verständlich. Und wenn Ihr kulinarisches Dasein sich bisher in Tiefkühl-Pizza und Kantinenkost erschöpfte, haben Sie wahrscheinlich auch ein Stückchen Weg zurückzulegen. Aber man ändert sein Leben ja auch nicht an einem Tag. Sie sollen wieder Ihre Zunge kitzeln, verführerische Aromen riechen und schmecken, echte, frische Lebensmittel zwischen die Zähne bekommen, neue Gerichte kosten … Essen soll für Sie wieder etwas Wunderbares werden, das nicht mit Verboten, inneren Warnschildern und schlechtem Gewissen verbunden ist. Nur wer mit dieser Einstellung an seinen Teller geht, kann auf Dauer schlank bleiben. Denn wer essen darf, sich etwas Gutes gönnt und wirklich genießt, hat es nicht nötig, sich voll zu fressen.

Vielleicht haben Sie wenig Zeit, sind Single, können nicht kochen – macht nichts. Sie werden hier Tipps finden, wie Sie trotzdem zu besserem und köstlicherem Essen kommen. Die Rezepte im fünften Kapitel lassen sich bis auf wenige Ausnahmen auch von Koch-Dummys in etwa 30 Minuten zusammenbruzzeln. Die alltagstauglichen Hauptgerichte, Snacks und Desserts hat Markus Schilling entwickelt, Küchenchef des Wellness-Hotels «Alter Meierhof» in Glücksburg an der Ostsee. Er verrät auch viele seiner Tricks und nennt die besten «Abkürzungen» beim Kochen.

Sie mögen kein Gemüse, das A und O gesunder und schlanker Ernährung? Warten Sie's ab. Vielleicht kann Sie nur der kleine gemischte Beilagensalat nicht reizen oder der politisch korrekte Broccoli – gedünstet, pur, trocken. Verständlich, denn das schmeckt wie vom Kaninchen geklaut. Doch diese Zeiten sind vorbei, es darf wieder Fett und damit Geschmack ans Gemüse. Denn die «Fett macht fett»-These hat ausgedient (auch wenn es noch lange dauern wird, bis diese Meinung ausstirbt). Im zweiten Kapitel erfahren Sie mehr über die

Rehabilitierung dieses Nährstoffes. Wenn Sie Ihre Fettphobie hinter sich lassen, kann Grünzeug so lecker schmecken, dass Sie vergessen werden, Gemüse jemals als «Muss» angesehen zu haben.

Doch das Schlemmen ohne Reue ist nur eine Hälfte des Projektes «Leben ändern und schlank werden»; die andere ist, mehr Spaß an Bewegung zu finden. Denn ein paar Kilo zu viel auf den Rippen müssen Ihnen keine schlaflosen Nächte machen; das Schnaufen beim Treppensteigen jedoch schon. Studien zufolge ist nur extremes Übergewicht wirklich gesundheitsschädlich und erhöht das Risiko eines verfrühten Todes. Bei allen anderen Dicken verflüchtigt sich die Gefahr, sobald sie sich regelmäßig vom Sofa erheben und mehr bewegen. Und damit ist kein Leistungssport gemeint – selbst ein flotter Spaziergang täglich reicht schon. Kurz: Sportliche Dicke sind gesünder als schlaffe Schlanke.

Zahlreiche seriöse Studien zeigen sogar, dass Abnehmen statistisch gesehen mit einer erhöhten Sterblichkeit verbunden ist. Dabei ist die Möglichkeit, dass der Gewichtsverlust durch Erkrankungen hervorgerufen wurde, bereits ausgeklammert. Je krasser die Methoden, je schneller die Kilos purzeln und je öfter das Gewicht schwankt, desto größer wird das Risiko. Dagegen gibt es keine Untersuchung, die belegt, dass der Abbau von Übergewicht ein längeres Leben beschert. Aber vielleicht wird es angenehmer. Denn es ist wahr: Dicke verdienen weniger als Schlanke und haben es schwerer, einen Job und eine Partnerin zu finden. Es ist also verständlich, wenn auch Sie die Figur «Erfolgreicher Manager» wollen. Sich in seiner Haut nicht wohl zu fühlen und beweglicher werden zu wollen sind gute Gründe, um abzunehmen. Aber dann bitte so sanft wie möglich – und das geht nur, wenn Sie auch mehr Bewegung in Ihr Leben einbauen.

Selbst wenn Sie niemals sportlich waren, schon in der Schule immer als Letzter in die Mannschaft gewählt wurden und jetzt bereits schnaufen müssen, wenn Sie einen Jogger nur sehen: Sie sind für Bewegung gemacht. Und auch Sie können und werden Bewegung genießen, wenn Sie Ihr Training langsam und sanft starten und auf Ihren Körper hören. *Das* hätte man eigentlich in der Schule lehren sollen: wie man ein Training sinnvoll aufbaut und welche Rolle die Pulsfrequenz für den Stoffwechsel und die Entwicklung von Ausdauer und Geschwindigkeit spielt. Stattdessen musste jeder seine 1000 Meter rennen, und wer das nicht in einer bestimmten Zeit schaffte, bekam höchstens eine Vier und war der Klassen-Loser.

Zum Glück ist der Sportunterricht für Sie inzwischen Geschichte;

jetzt wird nur noch nach den Bedürfnissen und Fähigkeiten *Ihres* Körpers trainiert. Wie das geht, erfahren Sie in Kapitel drei. Auf diese Weise werden auch Sie spüren, wie befriedigend Bewegung sein kann, wie viel Energie und Kreativität sie bringt und welch wunderbares Körpergefühl sie erzeugt. Wenn Sie einmal davon gekostet haben, werden Sie es nicht mehr missen wollen – und dann ist auch die Wampe bald kein Thema mehr.

«Wo ist der Haken?», werden Sie vielleicht jetzt fragen. Nun, diese Art des Abnehmens bringt keine schnellen Erfolge. Es ist ein langfristiges Projekt, für das Sie Geduld brauchen. Je nachdem wie viele Kilos Sie zu viel mit sich herumtragen, kann es Monate oder sogar ein bis zwei Jahre dauern, bis Sie sich Ihrer Traumfigur nähern. Ein Trost: Mit den radikalen Methoden, die anfangs eine schnellere Wirkung zeigen, kommen Sie niemals dahin.

Der zweite Haken: Sie müssen hier viel mehr eigenen Gehirnschmalz einbringen als bei jeder Diät. Hier gibt es keine Schlabberdrinks, die angeblich alle Nährstoffe enthalten und so bequem eine ganze Mahlzeit ersetzen. Keine Tagespläne, die Ihnen vorschreiben, was Sie essen sollen – und das Denken abnehmen. Hier liegt die Verantwortung in Ihren eigenen Händen. Denn wer schlanker werden will und dabei auf Wunderpillen hofft oder die Arbeit seinem Arzt, einem Ernährungsberater oder Men's Health überlassen will, hat sowieso verloren. Sie können sich Unterstützung holen – zum Beispiel durch dieses Buch –, aber durchziehen müssen Sie es immer selbst. Sie werden hier eine Menge Wissen und Tipps finden, aber Sie müssen dennoch selbst herausfinden, was zu Ihnen und Ihrem Leben passt, Ihre eigenen Strategien zusammenbasteln und ausprobieren. Aber was Sie sich da zurechtschneidern, ist dann auch ein Maßanzug, der Ihnen – allenfalls mit kleinen Änderungen – bis zum Ende Ihres Lebens passen wird.

Wenn Sie also Diäten für immer den Finger zeigen wollen, dann lesen Sie los. Sie werden erfahren, warum sie gar nicht funktionieren können und wie sich die Ernährungsexperten um das Thema gesunde Ernährung im Allgemeinen und das Fett im Besonderen streiten. Sie werden lernen, wie Sie Ihre Energieaufnahme und den -verbrauch einschätzen können und wie Sie Ihr Training richtig anpacken.

Das Thema «Mehr Genuss» kommt als Letztes – das Beste zum Schluss. Lesen Sie schnell, damit Sie bald dorthin gelangen. Das Leben ist zu kurz für mieses Essen.

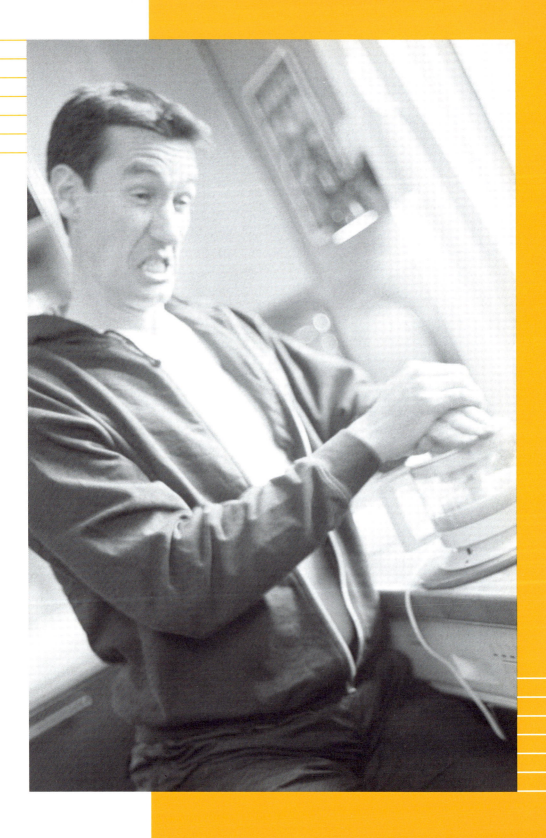

Das Einmaleins des Stoffwechsels

Warum Diäten nicht funktionieren können

Eigentlich ist es ganz einfach: Man nimmt Energie mit der Nahrung auf und verbraucht Energie für die Erhaltung des Körpers und für jede Bewegung. Verrechnet man Kalorienaufnahme und -verbrauch und es kommt unter dem Strich ein Plus heraus, nimmt man zu.

Was sind eigentlich Kalorien?

Physikalisch gesehen ist eine Kalorie die nötige Energiemenge, um ein Gramm Wasser bei einem Luftdruck von 1060 Millibar von 14,5 Grad Celsius auf 15,5 Grad Celsius zu erwärmen. Merken müssen Sie sich das nur, wenn Sie bei «Wer wird Millionär» mitmachen wollen.

Die Wissenschaftler wollten diese Maßeinheit eigentlich gerne loswerden und haben sie durch Joule (sprich dschuhl) ersetzt, wobei eine Kalorie 4,1868 Joule und ein Joule 0,238 Kalorien entspricht. Außerdem werden Nährwertangaben immer in Kilokalorien (kcal, also 1000 Kalorien) oder Kilojoule (kJ) gemacht. Doch das gemeine Volk weigert sich hartnäckig, von etwas anderem als Kalorien zu sprechen. Deswegen werden auch in diesem Buch «Kalorien» und die korrekte Abkürzung für Kilokalorien (kcal) bedeutungsgleich benutzt.

Bis auf das Zehnfache können die rund 30 Milliarden Fettzellen des Körpers anschwellen, wenn man sie entsprechend mästet. Sobald der Fettgehalt des Körpers eine kritische Schwelle überschritten hat, wahrscheinlich 30 bis 40 Prozent, werden neue Fettzellen gebildet. Und sind sie einmal da, wird man sie nie wieder los (höchstens durch eine Operation). Das Problem: Fettzellen wollen gefüllt werden und senden deshalb Signale an das Gehirn, die Hunger und Appetit wecken. Das erklärt auch, warum Ex-Dicke es viel schwerer haben, ihre Figur zu halten, als Menschen, die nie übergewichtig waren. Je dicker jemand gewesen ist, desto mehr Fettzellen hat er. Bei der gleichen Menge Körperfett sind diese natürlich weniger gut gefüllt als bei einem Schlanken mit weniger Fettzellen und senden deshalb massivere Hormonsignale aus, die zum Essen anregen sollen. Auch wenn diese Vorgänge noch längst nicht bis ins Detail verstanden sind, gilt so viel doch schon als sicher: Je dicker man ist, desto schwieriger ist es, wieder schlank zu werden und auf Dauer zu bleiben. Wehret den Anfängen!

Kalorienaufnahme minus Verbrauch gleich Plus oder Minus auf der Waage – auf diese Gleichung läuft es immer hinaus, deshalb können Sie an dieser Stelle sämtliche Wunderdiäten und Zaubermittelchen vergessen (falls Sie eine ausführliche Begründung dafür brauchen, finden Sie diese in Teil 3 dieses Kapitels). Auch mit diesem Buch werden Sie nicht darum herumkommen, mehr zu verbrauchen, als Sie essen, wenn Sie schlanker werden wollen. Aber Sie erfahren auch, wie Sie das auf die denkbar angenehmste Weise erreichen.

So richtig die Kalorien-Gleichung auch ist, sie ist nur die halbe Wahrheit. Sonst müsste man ja umso besser abnehmen, je weniger Kalorien eine Diät einem täglich lässt. Tatsächlich laufen von der Kohlsuppen-Woche bis zur Schlabberei von künstlichen Shakes fast alle Diäten auf eine strikte Einschränkung der Nahrungsaufnahme hinaus. Wenn das der richtige Weg wäre, müssten eigentlich alle Jünger dieser Diäten rank und schlank sein. Sind sie aber nicht – im Gegenteil. Und das liegt nicht daran, dass sie geschummelt oder nicht lange genug durchgehalten hätten. Sondern daran, dass das Abnehmen auf diese Weise einfach nicht funktioniert. Der menschliche Körper ist eben keine Maschine, sondern hat einige Tricks drauf, um sowohl bei der Energieaufnahme als auch beim Verbrauch einiges manipulieren zu können. Dagegen hilft auch keine Disziplin, denn das liegt in den Genen.

Gene contra Waschbrettbauch

Wie sich der Körper weigert, gebunkertes Fett wieder rauszurücken

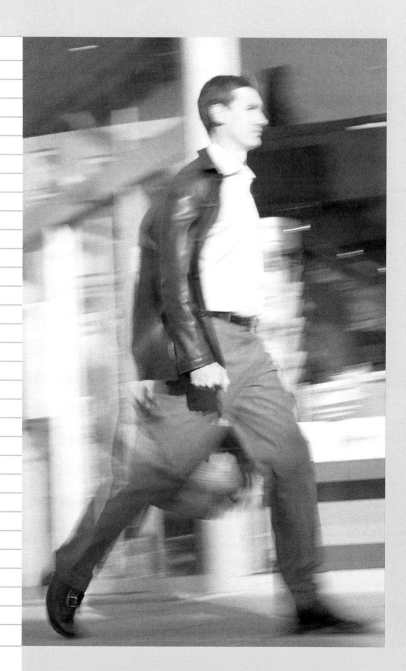

Menschen können zwar zum Mond fliegen, aber unsere Gene sind immer noch verdammt nah an der Steinzeit. Nur rund 1,5 Prozent unserer Erbanlagen unterscheiden sich von denen eines Schimpansen. Das heißt: Unsere Gene waren schon uralt, als unsere haarigen Vorfahren gerade lernten, etwas anderes zu tun, als Bananen zu schälen.

Der menschliche Stoffwechsel ist noch immer darauf ausgerichtet, Hungerzeiten durchzustehen. Nur selten war Nahrung üppig vorhanden, und die Jäger und Sammler wussten nie, wann es das nächste Mal etwas Kalorienreiches zwischen die Zähne gab. Niemals in der Menschheitsgeschichte war Nahrung so einfach, so regelmäßig und in solchen Mengen zu bekommen wie heute in den Industrieländern, und noch nie musste man sich so wenig dafür anstrengen. Dieses Schlaraffenland existiert jedoch erst wenige Jahrzehnte – für die Evolution ist das kürzer als ein Wimpernschlag.

Wie effektiv der Stoffwechsel arbeitet – wie gut also jemand die gefutterten Kalorien ausnutzen kann –, hängt zu einem großen Teil von seiner Genetik ab. Es gibt sie tatsächlich, die guten Futterverwerter, die fast schon vom Anblick einer Torte zunehmen, während die schlechten händeringend versuchen, nicht wie ein Spargeltarzan auszusehen. Die Genetiker haben schon einige Puzzleteile gefunden, aber noch ergeben die bekannten am Gewicht beteiligten Gene kein vollständiges Bild. Wie entscheidend die Erbanlagen für die Figur sind, ist dennoch bereits bewiesen, und zwar vor allem durch Untersuchungen von Zwillingen.

Eine Studie von 673 ein- und zweieiigen, gemeinsam oder getrennt aufgewachsenen Zwillingspaaren hat gezeigt, dass der Einfluss durch die Umwelt geringer ist als der des Erbgutes. Bei einem anderen Versuch wurden zwölf Paare eineiiger Zwillinge 100 Tage lang täglich mit 1000 überflüssigen Kalorien gemästet. Streng nach Theorie hätte jeder mindestens 8 Kilo zulegen müssen. Stattdessen lag die Gewichtszunahme zwischen 4 und 14 Kilo – innerhalb eines Zwillingspärchens gab es jedoch kaum Unterschiede auf der Waage. Der umgekehrte Versuch – elf pummelige Zwillingspaare mussten 100 Tage lang Extra-Kalorien mit Sport verbraten – kam zum gleichen Ergebnis: Einige verloren viel mehr Gewicht als andere, aber bei den Zwillingsbrüdern war die Gewichtsabnahme immer gleich.

Es tröstet die Dicken wenig, dass eigentlich sie die Sieger der Evolution sind. Es waren ihre Vorfahren, die kalte Winter in der Höhle und andere karge Zeiten überlebt haben. Und wenn es jetzt zu einer Hungersnot käme, wären immer noch die schlechten Futterverwerter als

Erstes dran. Wer auf dieses Ätsch nicht hoffen will, muss lernen, mit seinen «dicken» Erbanlagen umzugehen. Sehen Sie es doch mal positiv: Sie können abnehmen und sich Muckies aufbauen. Die Spargeltarzans dagegen müssen verdammt hart trainieren, damit ihr T-Shirt nicht flattert – wenn sie es überhaupt jemals schaffen.

So groß der Einfluss der Gene auch ist – sie sind nicht der einzige Grund für Übergewicht. Andernfalls wären die Menschen in den letzten Jahrzehnten nicht immer dicker geworden, obwohl sich die genetische Ausstattung nicht verändert hat (das geht nämlich nicht so schnell; wie gesagt: Wir haben 98,5 Prozent der Gene mit den Schimpansen gemeinsam). Was bedeutet das für Sie? Dass Sie dem, was Mutti und Vati Ihnen mitgegeben haben, nicht ausgeliefert sind. Selbst wenn beide ein Dreifachkinn tragen, muss das nicht Ihr Schicksal sein. Mit welchen Waffen Sie die Macht der Genetik bekämpfen können, erfahren Sie in Kapitel drei. Lesen Sie zunächst, wie es nicht geht – nämlich mit Diäten.

Wo kommt die Energie her?

Zur Energiegewinnung werden fast ausschließlich die so genannten Makro-Nährstoffe herangezogen. Kohlenhydrate und Proteine haben pro Gramm einen «Brennwert» von jeweils etwa vier Kalorien (kcal), Fett kommt auf ungefähr neun Kalorien. Hinzu kommen noch die sieben Kalorien pro Gramm, die der Alkohol liefert. Fett enthält nicht nur mehr Energie als Kohlenhydrate und Proteine, sie wird auch besser ausgenutzt. Nur zwei bis vier Prozent gehen bei der Verwertung als Wärme verloren. Bei Kohlenhydraten sind es vier bis zehn, bei Proteinen 14 bis 20 Prozent. Hinzu kommt, dass überschüssiges Fett ohne Umschweife im Speck deponiert werden kann, während ein Zuviel der beiden anderen Nährstoffe erst zu Fett umgebaut werden muss, was noch einiges an Energie kostet. Trotzdem ist Fett nicht der Buhmann, als der es von vielen Ernährungswissenschaftlern hingestellt wird. Mehr darüber lesen Sie in Kapitel zwei.

Die Energie dieser Brennstoffe wird in den Zellen auf eine Substanz übertragen, die der Körper als universelle Währung nutzt. Man muss sich das ATP (Adenosin-Triphosphat) wie eine Geldkarte vorstellen: Vom ATP kann eine Phosphatgruppe abgespalten werden (zur Not auch zwei), dadurch wird Energie frei, dann wird das so entstehende ADP (Adenosin-Diphosphat) mit dem Anhängen einer neuen Phosphatgruppe wieder aufgeladen, und die Energie kann durch Abspalten erneut ausgegeben werden. Auf diese Weise werden im Körper 85 Kilo ATP täglich aufgebaut und verbraucht.

Nie wieder Diät!

Diäten funktionieren nicht, machen dick und manchmal krank

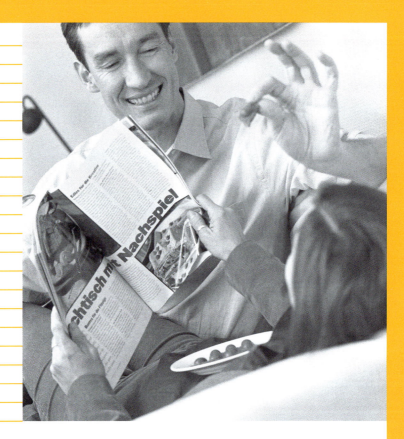

Diäten können nicht funktionieren. Eigentlich müsste man diesen Satz auf ein Banner schreiben und per Flugzeug über den Himmel flattern lassen, als Graffiti an jede Wand sprühen und auf T-Shirts drucken lassen. Erinnern Sie sich: Der menschliche Körper ist evolutionsbedingt darauf getrimmt, immer wieder Hungerzeiten durchzustehen und deshalb Fettvorräte zu bunkern, wann immer es geht. Lust auf etwas zu haben, es bekommen zu können und trotzdem nicht zu essen – das kommt in seinem Plan nicht vor. Hunger zu haben ist ein Signal, das den ganzen Körper in Alarmstimmung versetzt, denn Hunger bedeutet Tod. Und eine Diät ist für den Körper nichts anderes als eine Hungersnot, basta.

Bei den wenigsten Diäten darf man mehr als 1800 Kalorien essen, meist sind es 1000 bis 1500 oder sogar noch weniger. Damit würde ein erwachsener Mann von 85 Kilo Gewicht nicht mal die Hälfte der Energie bekommen, die er für seinen Alltag braucht. Lassen Sie uns mal durchspielen, was passiert, wenn Sie Ihrem Körper eine größere Menge Kalorien verweigern: Zuerst wird er seine Kohlenhydratspeicher verbrauchen, denn das Gehirn braucht Glukose. Da jedes Gramm Glykogen (die Speicherform der Kohlenhydrate) an vier Gramm Wasser gebunden ist, werden Sie in den ersten Tagen tatsächlich einiges abnehmen – indem Sie Wasser ausscheiden. Fett ist bei den verschwundenen Kilos der ersten Tage so gut wie gar nicht dabei. Wenn Sie wieder «normal» essen, werden die Glykogenspeicher erneut gefüllt, auch das Wasser dazu eingelagert, und Sie wiegen so viel wie zuvor.

Aber muss der Körper nicht Fett verheizen, wenn weniger Kalorien zugeführt werden als benötigt? Ja, und das tut er auch, aber nur widerwillig und in nennenswertem Umfang meist erst nach einigen Tagen. Gleichzeitig wird immer auch Muskelgewebe abgebaut, weil der Körper die Proteine für wichtigere Aufgaben braucht und weil er versucht, so seinen Energiebedarf der verringerten Zufuhr anzupassen. Je weniger Kalorien und Eiweiß die Ernährung enthält und je weniger man seine Muskeln benutzt, desto größer ist der Abbau.

Das heißt: Innerhalb der Woche, die eine Diät üblicherweise dauert, verändert sich die Zusammensetzung Ihres Körpers garantiert nicht zu seinem Vorteil. Und ist das ein Wunder? Schließlich haben Sie sich Ihre fünf, zehn oder zwanzig Kilo Fett ja auch nicht in einer Woche angefuttert. Haben Sie auch den typischen Fehler gemacht und voller Optimismus gerechnet: «Ein Kilo Fett hat 7000 Kalorien; wenn ich also pro Tag auf 2000 Kalorien verzichte, nehme ich pro Woche zwei Kilo ab»? Vergessen Sie's, so läuft das nicht. Denn sobald es tatsächlich ans Eingemachte geht, kommt ein Prozess in Gang, der vor allem dafür verantwortlich ist, dass Abnehmen so schwer und das Gewicht halten noch schwerer ist. Mit Willenskraft kommen Sie kaum dagegen an, denn diese Programme sind uralt.

Wenn der Körper nicht die Kalorien bekommt, die er braucht, schraubt er als Erstes seinen Bedarf zurück, und der Grundumsatz sinkt. In Zeiten des Überflusses verpufft ein Teil der aufgenommenen Energie einfach als Wärme – damit ist es jetzt weitgehend vorbei. Der Körper verschwendet keine Kalorie mehr, was sich als Frösteln, Antriebslosigkeit, Konzentrationsschwierigkeiten und miese Laune

---

Ein Trost: Das bei Männern häufiger vorkommende Bauchfett greift der Körper am schnellsten an, während der für Frauen typische «Reithosenspeck» sich dem Abnehmen am hartnäckigsten verweigert. Forscher vermuten, dass es an den unterschiedlichen Aufgaben dieser Energiespeicher liegt. Das Fett an Oberschenkeln und Po wird vor allem während der Schwangerschaft und beim Stillen mobilisiert – und deswegen hält der Körper daran fest, solange er kann. Bauchfett dagegen ist beim Jagen und Fliehen auch hinderlich, deshalb trennt der Körper sich lieber davon.

> Mit Grundumsatz, auch Ruheumsatz genannt, ist die Menge an Kalorien gemeint, die der Körper zum bloßen Funktionieren braucht, ohne jegliche Bewegung. Er ist vor allem vom Gewicht und der Muskelmasse abhängig, aber auch die Gene spielen eine Rolle. Mehr dazu in Kapitel drei.

bemerkbar macht. Ihr Gewicht geht aber tatsächlich zunächst ein wenig runter.

Sie halten immer noch durch? Dann sind Sie schon besser als die meisten. Doch das Abnehmen wird immer schwerer. Denn erstens wird der Körper immer effektiver bei seinem Sparhaushalt und zweitens senkt ein Verlust an Kilos auf jeden Fall den Grundumsatz. Pro 6,5 Kilo Gewichtsverlust brauchen Sie ungefähr 150 Kalorien weniger. Um weiter abzunehmen, müssten Sie also noch weniger essen. Tun Sie das, verschärfen Sie die «Hungersnot» weiter.

Doch so weit kommt es wahrscheinlich gar nicht, denn der Körper hat noch ein mächtiges «Drittens» in petto: die Gelüste. In Hungerzeiten beeinflussen sie das Gehirn derart, dass der Gedanke an Essen alles beherrscht. Wie das im Einzelnen vor sich geht, ist noch unbekannt; ziemlich sicher sind Hormone mit im Spiel. So war «früher» sichergestellt, dass der Mensch wirklich alle seine Bemühungen einsetzte, um an Futter zu kommen und sich nicht mit Sex oder der Einrichtung seiner Höhle abgab. Auch Ihre Gedanken kreisen unaufhörlich ums Essen – wundert es Sie, dass der Verzicht immer quälender wird und Sie irgendwann schwach werden, wenn überall Leckereien winken?

Selbst wenn Sie tapfer durchhalten: Früher oder später kommt der Punkt, an dem eine Diät zu Ende ist – man will sich ja nicht bis an sein Lebensende kasteien. Sie kehren also zu Ihrer bevorzugten Essweise und ihren alten schlechten Gewohnheiten zurück (die Sie schon mal fett gemacht haben!) und werden natürlich auch wieder zunehmen. Selbst wer diesen Fehler weitgehend vermeidet, wird es schwerer haben als vorher, weil der Körper jetzt deutlich weniger Kalorien braucht und durch die Diät der Appetit auf leckeres Essen mächtiger ist als je zuvor. Die meisten nehmen also wieder zu, versuchen dann irgendwann wieder eine Diät – und das Ergebnis ist das Gleiche. Das Gewicht geht immer wieder rauf und runter – der Begriff «Jojo-Effekt» beschreibt das sehr anschaulich und wäre lustig, wenn nicht so viel Leid dahinter stecken würde. Zumal die Gesamt-Tendenz des Gewichtes meist nur in eine Richtung zeigt: nach oben. Das Zunehmen nach einer Diät liegt nicht nur daran, dass man währenddessen mehr oder weniger ungeliebte Kost futtern musste. Der Körper produziert auch deswegen Appetit und Hunger, weil er seine Massen zurückhaben will! Das kam bei einem Versuch heraus, dessen Ergebnisse bereits 1950 veröffentlicht und fast 50 Jahre später von einer anderen Arbeitsgruppe noch mal nach neuesten

Erkenntnissen ausgewertet wurden. Dabei wurden 32 junge Männer monatelang eingeschlossen und streng kontrolliert ernährt. In den ersten 24 Wochen entsprach ihre Nahrung Kriegsgefangenenkost: Sie enthielt 58 Prozent Kohlenhydrate, 17 Prozent Fett sowie 25 Prozent Eiweiß, und insgesamt bekam jeder nur die Hälfte seines Kalorienbedarfs. Natürlich schmolz das Fett dahin, 70 Prozent des Specks verschwanden. Es folgte eine streng kalorienkontrollierte Aufbauphase von zwölf Wochen, in denen 80 Prozent des ursprünglichen Körperfettgehaltes neu angesetzt wurden. Dann folgten acht Wochen, in denen jeder essen durfte, so viel er wollte. Und jeder wollte viel! Bis zu 50 Prozent über ihren Bedarf schaufelten die Männer in sich hinein. Die Fettspeicher waren bald wieder genauso voll wie vor dem Hungern, aber das große Fressen hielt an. Und zwar genau so lange, bis auch die Eiweißspeicher (sprich Muskelgewebe) auf ihrem alten Level waren. Erst dann aßen die Probanden wieder so viel, wie der Körper tatsächlich brauchte – nur trugen sie jetzt im Durchschnitt 74 Prozent mehr Speck mit sich herum als vor der Studie!

Dieser Versuch war drastisch, und er wurde mit Normalgewichtigen durchgeführt. Aber die tausendfachen Freilandversuche mit Dicken zeigen, dass die Ergebnisse übertragbar sind: Diäten machen dick. Und das umso mehr, je größer der Verlust an Muskelmasse ist. Wenn Sie überhaupt eine Chance haben wollen, auf Dauer schlank zu bleiben, müssen Sie beim Abnehmen also für Bewegung und Eiweißzufuhr sorgen. Dazu später mehr.

Geben Sie also von jetzt an allen Ernährungsformen, die «… -Diät» heißen, einen beherzten Tritt, und machen Sie es anders. Wenn Sie abnehmen möchten, dann tun Sie es einmal und für immer. Ohne Verbote. Ohne Hungern und ohne Frust. Dafür mit Genuss, mehr Energie und super Laune.

Das dreckige Dutzend

Die zwölf wichtigsten Schlankheitsmethoden

Sie glauben noch immer daran, dass es nur an der falschen Methode liegt, wenn eine Diät nicht funktioniert? Dann lesen Sie weiter; hier erfahren Sie ganz genau, wo die Schwachpunkte der einzelnen Programme liegen. Wenn Sie von Diäten nichts mehr wissen wollen: auch gut. Blättern Sie weiter zu Kapitel zwei.

BRIGITTE-DIÄT

Das steckt dahinter: Unter Ernährungsexperten gilt sie als *die* empfehlenswerte Diät schlechthin, weil sie abwechslungsreich ist, viele Nährstoffe enthält und eine neue Art der Ernährung einübt. Im Buch «Brigitte Diät» (Naumann & Göbel) gibt es 28 Tagespläne mit je drei Hauptmahlzeiten und zwei Imbissen; insgesamt 1000 Kalorien. Männer dürfen wegen ihres größeren Kalorienbedarfs beim Mittagessen oder den Zwischenmahlzeiten die doppelte Portion essen, sodass sie auf 1200 bis 1400 Kalorien täglich kommen.

Funktioniert es? Die Brigitte-Diät gilt als besonders aufwendig, doch das kann man ihr heute nicht mehr vorwerfen. Sie macht nicht mehr Arbeit als jede andere Art der Ernährung, bei der man sich mehr um Bauch und Zunge kümmert, als ihnen nur Tiefkühlpizzen zu bieten. Detaillierte Einkaufslisten erleichtern die Organisation; die Gerichte sind lecker und machen Lust auf Gemüse. Dennoch führt auch bei dieser Diät die drastische Kalorienbeschränkung zu Gegenmaßnahmen des Körpers und den bekannten Folgen. Vorschlag: Vergessen Sie einfach die Kalorienbeschränkung, dann ist die Brigitte-Diät ideal für Sie, falls Ihnen konkrete Vorschläge für Ihre Mahlzeiten eine Hilfe sind. Klammern Sie sich aber nicht sklavisch an die Tagespläne, sondern hören Sie auf Ihren Körper, auf seinen Appetit und seinen Hunger. Wenn Sie sich dann noch an die Tipps aus diesem Buch halten – die bei der Brigitte-Diät im Übrigen auch wärmstens empfohlen werden –, nämlich genießen, langsam essen, Sport treiben, dann könnte es klappen.

Fazit: Vorbildlich – wenn nur die Kalorienbeschränkung nicht wäre. Aber diese Klippe lässt sich ja umschiffen.

DIÄKO – KALORIENARME MAHLZEITEN FERTIG INS HAUS

Das steckt dahinter: Diäko ist eine Marke, die schlanke Gerichte fertig und tiefgekühlt ins Haus liefert. Es gibt sechs verschiedene Wochenpläne (auch vegetarisch oder Trennkost) für je sechs Tage mit 1200 Kalorien täglich, die man sich im Katalog oder im Internet (www.diaeko.de) aussuchen kann. Es gibt fünf oder sechs Mahlzeiten am Tag, d.h. Brot und Milchprodukte sind auch dabei. Nur frisches Obst und Gemüse kann dazugekauft werden, wenn man es nicht als Saft trinken möchte. Für 18 Tage kostet das 180 bis 192 Euro.

Funktioniert es? Wenn einem die Gerichte schmecken, kann es klappen. Man weiß, ohne zu zählen, wie viel Kalorien man bekommt und muss sich weder um das Einkaufen noch um die Zubereitung kümmern. Diese Bequemlichkeit ist jedoch zugleich der Nachteil: Wenn das gewünschte Gewicht erreicht ist, muss man sich wieder alleine in der Welt der Leckereien zurechtfinden. Für den Langzeiterfolg wäre es auch besser, die Kalorienzahl nicht so stark zu begrenzen und dafür mehr Sport zu treiben.

Fazit: Für Bequeme und Gehetzte, die eigentlich ganz gut über Ernährung Bescheid wissen, eingeschränkt empfehlenswert.

TRENNKOST – WIESO EINFACH, WENN'S AUCH UMSTÄNDLICH GEHT?

Das steckt dahinter: Seitdem ein gewisser Herr Hay angeblich mit dieser Methode seine Schrumpfniere heilen konnte, dürfen bei seinen Anhängern Proteine und Kohlenhydrate nicht mehr gemeinsam auf den Teller. Nach Hays Theorie behindert sich deren Verdauung gegenseitig, was den Organismus übersäuere und so Krankheiten auslöse und dick mache. Deshalb werden eiweißreiche Lebensmittel wie Fleisch und Fisch strikt getrennt gegessen von kohlenhydratreichen wie Nudeln, Brot und Kartoffeln. Zudem soll der Anteil von Obst und Gemüse in der Nahrung 80 Prozent betragen.

Funktioniert es? Ja. Aber nicht wegen der Trennung (die Theorie dahinter ist längst als Unsinn widerlegt), sondern weil man andere Dinge isst als vorher und nichts mehr unüberlegt in den Mund stecken kann. Die Kilos purzeln durch den hohen Anteil von Obst und Gemüse – wenn auch kaum jemand die geforderten 80 Prozent schafft. Da viele der verbotenen Kombinationen sich jedoch ideal ergänzen und die Aufnahme von Mineralien begünstigen, sollten Sie

das Thema Trennkost auf den Müll werfen und einfach so mehr Obst und Gemüse essen. Macht weniger Stress.
Fazit: Das ist selten: Praxis hui, Theorie pfui.

FDH – FRISS DIE HÄLFTE
Das steckt dahinter: Eine Idee, die jeder umsetzen kann, auch wenn er keine Ahnung von Ernährung oder Kalorien hat. Man muss auf keinerlei Lieblingsspeisen verzichten, keine Diätmahlzeiten zu sich nehmen.
Funktioniert es? Erinnern Sie sich an das Hungerexperiment? Diese Männer bekamen auch nur die Hälfte der benötigten Kalorien. Noch Fragen?
Fazit: Nur bezogen auf Süßkram sinnvoll.

KOHLSUPPE, ANANAS UND CO – ALLEIN GEGEN DEN SPECK
Das steckt dahinter: Es gibt wohl kein Lebensmittel, dessen Name noch nicht mit einem Bindestrich an «Diät» gekoppelt wurde. Kartoffeln, Eier, Ananas, Brot, Nudeln ... All diese Diäten betonen ein Lebensmittel, schreiben strikte Ernährungsregeln vor und schränken die Kalorienzufuhr stark ein.
Funktioniert es? Man sollte die Schokoladen-Diät propagieren; es gibt keine effektivere Methode, sich die Nascherei leid zu essen. Diese Diäten hält kein Mensch lange durch – zum Glück, denn je einseitiger die Ernährung, desto schlechter die Nährstoffversorgung. Und in einer Woche wird man eben keinen ausgewachsenen Schwimmring los.
Fazit: Jojo-Effekt garantiert.

FORMULA-DIÄTEN – FAST WIE FASTEN
Das steckt dahinter: Wann immer ein Getränk oder eine Art Cremespeise statt einer Mahlzeit verzehrt wird, spricht man von Formula-Diät. Bekanntestes Produkt auf dem Markt ist Slim Fast. Auch bei der berühmten Markert-Diät gibt es nur Schlabberdrinks, die aber zudem die Schilddrüsenhormone aktivieren und damit den Stoffwechsel beschleunigen sollten. Wer alle Speisen durch einen Shake ersetzt, nimmt weniger als 1000 Kalorien pro Tag zu sich. Manche

Hersteller empfehlen, wenigstens abends eine echte Mahlzeit zu essen. Die Pulver oder fertigen Shakes enthalten vorgeschriebene Mengen der wichtigsten Nährstoffe. Weitere Formula-Diäten sind z. B. das BCM-Programm (www.precon.de), das als Stufenplan zu einer echten Ernährungsumstellung ausschließlich unter Anleitung von Ernährungsberatern (meist Ärzten) angeboten wird. Optifast (www.optifast.de) arbeitet ausschließlich mit Ärzten zusammen.

Funktioniert es? Wahrscheinlich fragen Sie sich das inzwischen schon gar nicht mehr. Immerhin haben die Teilnehmer der intensiv betreuten Programme etwas bessere Aussichten auf Erfolg. Die Sache mit den Schilddrüsenhormonen lässt sich laut Deutscher Gesellschaft für Ernährung wissenschaftlich nicht halten, deshalb werden Sie mit Markert die gleichen Probleme haben wie mit allen anderen Crash-Diäten auch.

Fazit: Im Alleingang meist ein Flop.

FASTEN – HEUTE GIBT'S MAL NIX

Das steckt dahinter: Mindestens fünf Tage gibt es keinerlei feste Nahrung. Damit das Fasten nicht zum Hungern wird, muss zuvor der Darm entleert und so die Verdauung gebremst werden. Das erreicht man mit so genanntem Glaubersalz. Wenn man es in Wasser aufgelöst getrunken hat (schmeckt grauenvoll), sollte man sich für die nächsten Stunden nicht weit von einer Toilette entfernen. Ist der erste Tag überstanden, kann man erstaunlich gut ohne feste Nahrung leben. Beim Saft-Fasten nimmt man außer Unmengen Wasser und Tee etwas Obst- und Gemüsesaft sowie Brühe zu sich (eine echte Null-Diät ist lebensgefährlich!). Beim modifizierten Fasten gibt es außerdem Buttermilch oder Molke (bzw. einen Formula-Drink, siehe oben). Die Proteinzufuhr bremst den Abbau von Muskelgewebe. Mit dem ersten Bissen fester Nahrung – das ist bei korrekter Durchführung ein Apfel – ist das Fasten vorbei. Es folgen einige Tage mit leichter Aufbaukost.

Funktioniert es? Manche schwören auf diese Methode, weil die radikale Unterbrechung der alten Essgewohnheiten ihnen als Impuls für eine generelle Umstellung der Ernährung oder eine Rückbesinnung auf einfache Genüsse dient. Durch das Fasten wird schon ein Apfel zum Gaumenkitzel, und nach einem simplen Käsebrot lechzt man geradezu. Auch sind die Geschmacksnerven nach der Karenzzeit sehr sensibel, man isst langsamer und bewusster als sonst. Dennoch

kann man das Fasten wegen der strikten Kalorienreduktion und ihrer Folgen als Methode zum Abnehmen nicht empfehlen. Ob es die «entschlackende» Wirkung des Fastens überhaupt gibt, ist ebenfalls zweifelhaft. Wenn Sie dennoch fasten wollen, nehmen Sie wenigstens einen Liter Buttermilch oder Molke pro Tag zu sich und achten Sie auf viel Bewegung, um den Muskelverlust in Grenzen zu halten.
Fazit: Die wahre Herausforderung kommt erst nach dem Fasten.

WEIGHT WATCHERS – SCHLANK WERDEN MIT GRUPPENDYNAMIK

Das steckt dahinter: Gemeinsam wird man leichter, versprechen Abnehmgruppen, allen voran die Weight Watchers. Acht bis zehn Frauen (Männer sind kaum dabei) treffen sich einmal pro Woche mit einem psychologisch und medizinisch geschulten Gruppenleiter. Gemeinsam werden Strategien zum Abnehmen entwickelt und die Erfolge der einzelnen Teilnehmer von der Gruppe überwacht und kommentiert. Bei den Weight Watchers wird auf dauerhaftes und langsames Abnehmen gesetzt. Die Strategie dafür ist der «Points Plan»: Alles darf gegessen werden, wobei jedes Nahrungsmittel eine bestimmte Punktzahl hat. Fettes und Kohlenhydratreiches hat einen hohen Punktwert, Obst und Gemüse gibt es dagegen teilweise gratis. Der Teilnehmer muss mit seinen individuell vorgegebenen Punkten Haus halten. Mit Bewegung kann man sich Bonuspunkte dazuverdienen. Das Ganze kostet 9,75 Euro pro Woche plus 15 Euro Aufnahmegebühr. Pro zehn Kilo Gewichtsverlust sollten Sie zwei bis drei Monate einkalkulieren. Ganz neu ist das Programm MP5 extra für Männer, das auch mit dem «Points Plan» arbeitet, bei dem man aber nicht zu Gruppensitzungen gehen muss. Für 80 Euro bekommt man eine Schachtel, in der unter anderem Mahlzeitenvorschläge, ein Fitnessprogramm, eine CD-Rom-Datenbank mit den Points für mehr als 10 000 Lebensmittel und ein Pedometer (misst die Zahl der Schritte und damit der täglichen Aktivität) enthält.

Funktioniert es? Wenn Sie Problemgespräche mit mehreren Frauen und das Wiegen vor deren Augen ertragen, liegen Ihre Chancen gut. Das Punktesystem ist eine gute Methode, den Kaloriengehalt von Lebensmitteln anschaulich zu machen und diese dann seltener zu essen. Da man lernt, mit normalen Lebensmitteln umzugehen, sein Essverhalten im Alltag langsam umzustellen, und zu mehr Bewegung ermuntert wird, hat man zudem gute Chancen, sein Wunschgewicht auch zu halten. Man kann sich zudem dabei helfen lassen und am

Erhaltungsprogramm teilnehmen. Auch das «Einzelkämpfer-Programm» ist gut durchdacht und Erfolg versprechend, doch mit Verbündeten bewältigt man schwierige Aufgaben einfach leichter.
Infos: www.weight-watchers.com oder: www.wwmp5.de.
Weitere: www.slimpoint.de
Fazit: Die Erfolgschancen liegen gut.

INTERNET-DIÄTEN – ERNÄHRUNGSBERATUNG ONLINE
Das steckt dahinter: Man meldet sich bei einer Organisation an und bekommt einmal pro Woche per Internet Unterstützung beim Abnehmen in Form einer Trainingsaufgabe. Anbieter sind zum Beispiel www.slimnet.de von der Ernährungspsychologischen Forschungsstelle der Universität Göttingen oder www.lean-and-healthy.de, das von Wissenschaftlern der Fachhochschule Hamburg entwickelt wurde. Bei Slimnet kostet die Beratung 12 Euro pro Monat, die verrechnet werden, wenn man einige ihrer Spezial-Mahlzeiten bestellt. Wer das volle Programm kauft, braucht keine weiteren Lebensmittel mehr und zahlt dafür 7 bis 10 Euro pro Tag. Bei Lean-and-Healthy bezahlt man 35,79 Euro für ein ganzes Jahr.
Funktioniert es? Persönliche Betreuung und der Kontakt mit Leidensgenossen ist beim Abspecken sehr wichtig – online kann man sich beides ebenso holen wie im persönlichen Kontakt.

Fazit: Betreuung für alle, die nicht auf Gruppendynamik stehen.

QUELLSTOFFE – SO TUN, ALS WÄRE MAN SATT
Das steckt dahinter: Kapseln oder Würfel aus Zellulose oder Rinderkollagen quellen im Magen auf wie Schwämme, sollen eine Füllung vortäuschen und dadurch schneller satt machen. So soll man weniger essen und dadurch abnehmen. Die Produkte sind frei verkäuflich, am bekanntesten sind CM3 und MatriCur. 50 Kapseln CM3 kosten rund 30 Euro, und 30 Kapseln MatriCur bekommt man für cirka 25 Euro.
Funktioniert es? Vielleicht. In einer Studie an der Uniklinik Köln wurde CM3 an 66 Teilnehmern unter die Lupe genommen. 33 Teilnehmer nahmen vor der Hauptmahlzeit drei Kapseln, die andere Hälfte schluckte ein Placebo. Alle Teilnehmer erhielten Ernährungspläne zur selbständigen Durchführung auf Basis von 1200 kcal pro Tag mit Vorschlägen für eine energiereduzierte Mischkost. Nach sechs Monaten hatte die CM3-Gruppe im Durchschnitt 3,7 Kilo

mehr abgenommen als die Placebogruppe. Viele Ernährungsforscher sehen die Präparate dennoch kritisch. Die Wirkung der meisten Produkte kommt durch Ballaststoffe zustande, die man mit dem Verzehr von Obst, Gemüse, Hülsenfrüchten und Vollkorngetreide auch bekommen könnte – plus Vitaminen, Mineralien und Geschmack. Zudem ist die Einnahme nicht ohne Risiko: Neben Magenbeschwerden und Kotstau sind mindestens acht Fälle von lebensgefährlichem Darmverschluss bekannt geworden.

Fazit: Von Ballaststoffen in Obst und Gemüse haben Sie mehr.

PILLENPOWER – XENICAL, REDUCTIL UND CARNITIN

Das steckt dahinter: Carnitin (Kosten rund 20 Euro für 60 Kapseln, frei verkäuflich) wird als Wundermittel zum Abnehmen angepriesen, weil es für den Transport von Fettsäuren in die Mitochondrien verantwortlich ist. Das sind abgeschlossene Räume innerhalb der Zelle, in der die Nährstoffe in für den Körper verwertbare Energie umgesetzt werden.

Xenical ist ein Medikament mit dem Wirkstoff Orlistat, der das Fett spaltende Enzym Lipase im Darm hemmt. So wird ein Drittel des aufgenommenen Fettes unverdaut wieder ausgeschieden. Es ist verschreibungspflichtig, wird aber nicht von den Kassen erstattet (Kosten: etwa 100 Euro pro Monat).

Reductil mit dem Wirkstoff Sibutramin hemmt die Wiederaufnahme der Botenstoffe Serotonin und Noradrenalin im Hypothalamus, einer Gehirnregion, die das Sättigungsgefühl steuert. Zudem kurbelt es den Stoffwechsel an und vergrößert so den Energieverbrauch. Auch Reductil ist verschreibungspflichtig und wird nicht erstattet (Kosten: 79,98 Euro pro Monat).

Funktioniert es? Der Körper stellt Carnitin in ausreichender Menge selbst her; es ist aber auch in Lebensmitteln enthalten, vor allem in tierischen. Da Carnitin bei der Erfüllung seiner Aufgabe im Körper nicht verbraucht, sondern immer wieder regeneriert wird, kommt ein Mangel bei Gesunden nicht vor, selbst wenn sie intensiv trainieren. Studien zeigten, dass Carnitin die Fettverbrennung nicht anregt und so weder zum Abnehmen noch zu einer besseren Ausdauer verhilft. Bei offenen Studien – also solchen, in denen die Teilnehmer wussten, dass sie Carnitin einnehmen – ergab sich zwar eine deutliche Verbesserung der Ausdauerleistung; bei Doppel-Blindstudien war der Effekt jedoch gleich null.

Xenical dagegen wirkt. Hey, ist da das lang gesuchte Zaubermittel?

Bei Doppel-Blindstudien wissen weder die Teilnehmer noch die Personen, die mit den Teilnehmern Kontakt haben, wer die zu untersuchende Substanz bekommt und wer ein Placebo (Scheinmedikament) erhält. So lassen sich falsch-positive Ergebnisse vermeiden, die sich manchmal allein durch die Erwartung ergeben, dass etwas passieren müsste.

DAS EINMALEINS DES STOFFWECHSELS

Fehlanzeige! Auch mit der Einnahme kann man nicht ungestraft schlemmen – im Gegenteil, die Strafe folgt sofort. Denn wer sich nicht an eine relativ fettarme Ernährung hält, bekommt die Wirkung des Medikaments in Form von Fettstühlen zu spüren: schmieriger Durchfall, der auch schon mal in die Unterhose tropfen kann. Ohne Umstellung der Lebensweise funktioniert das Abnehmen also auch mit Xenical nicht, aber es unterstützt eine fettarme Ernährung. Leider stagniert die Gewichtsabnahme nach einigen Monaten, und die Patienten nehmen nach Absetzen des Medikaments auch wieder zu. Reductil wirkt ebenfalls. Doch es gilt das Gleiche wie für Xenical: Nur wer weniger oder anders isst, nimmt ab, und wer das Medikament absetzt, nimmt auch wieder zu.

Fazit: Es gibt keine Wundermittel.

FETTABSAUGUNG – SPECK WEG, GANZ EASY?

Das steckt dahinter: Das Gebiet, in dem man Fett loswerden möchte (z. B. die Rolle auf den Hüften) wird mit der so genannten Tumeszenz-Flüssigkeit regelrecht aufgepumpt. Die Flüssigkeit besteht vor allem aus Kochsalzlösung, enthält aber auch Substanzen, die die Blutungsneigung herabsetzen und das Operationsgebiet betäuben. Ist es prall gefüllt, macht der Operateur einige kleine Schnitte, durch die er den Absauger einführt. Mit dieser etwa 30 cm langen, am oberen Ende gelöcherten Metallstange fährt der Arzt von verschiedenen Stellen aus im jetzt stark gelockerten Fettgewebe herum und saugt die Fettzellen ab. Die ganze Prozedur dauert etwa drei Stunden und wird meist ambulant durchgeführt. Anschließend muss der Patient ein festes Mieder tragen, damit die Haut nicht schlaff wird, sondern sich den neuen Formen anpasst. Bei den Kosten muss man mit mindestens 3500 Euro rechnen.

Funktioniert es: Wenn man an einen erfahrenen Operateur gerät, sind die Ergebnisse gut. Und die Fettzellen, die weg sind, können sich auch nicht mehr füllen oder zum Fressen verführende Hormon-Botschaften an das Gehirn schicken. Doch wer nach der Absaugung (wieder) zu viel isst oder sich zu wenig bewegt, wird erneut zunehmen, wenn auch an anderen Stellen. Und nicht nur das: Es gibt Hinweise, dass sich bei einer erneuten Zunahme vor allem im Bauchraum Fett ansammelt – was für die Gesundheit besonders kritisch ist.

Fazit: Zur Beseitigung von Übergewicht nicht geeignet; man kriegt nur die letzten hartnäckigen Polster weg bei sonst akzeptabler Figur.

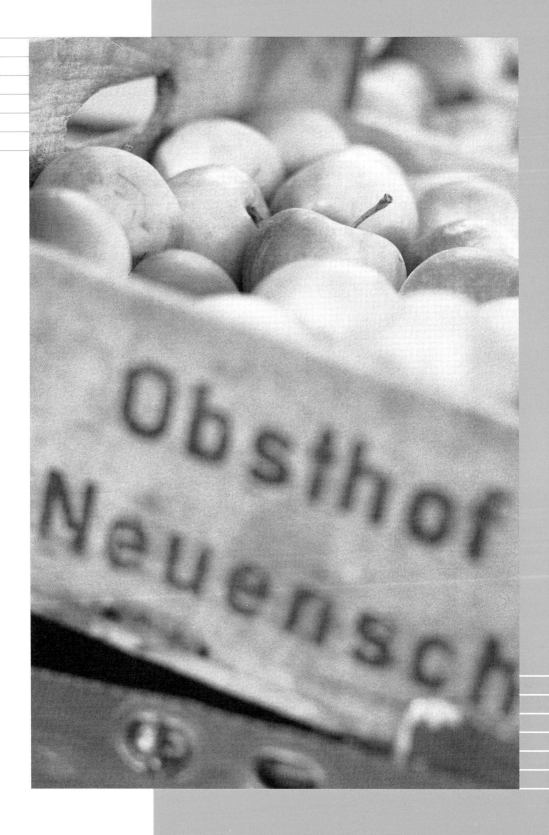

Gesunde und schlanke Ernährung

Was soll man überhaupt essen?

Der Philosoph Valéry soll gesagt haben: «Was einfach ist, ist immer falsch». Diese Weisheit trifft leider auf die Ernährungswissenschaft ganz besonders zu. Ohne Ausnahme haben sich alle simplen Aussagen auf diesem Gebiet als nur halbe Wahrheiten oder sogar als völliger Unsinn erwiesen. Da wurde (und wird!) behauptet, man müsse nur dieses und jenes weglassen (Fleisch, Fett, Kohlenhydrate oder Gekochtes …) oder in rauen Mengen futtern (Vitamine, Proteine, Ballaststoffe …), und man sei geschützt vor Herzinfarkt und Krebs, Hühnerbrust oder Schwabbelbauch. Die Wirklichkeit ist leider immer komplizierter. Und um sie zu verstehen, muss man etwas weiter ausholen und auch ein bisschen wissenschaftlicher werden.

Um es Ihnen trotzdem einfach zu machen, finden Sie zu jedem der folgenden Abschnitte und ganz am Ende des Kapitels eine Zusammenfassung. Sie können entweder nur diese lesen und dann gleich zu Kapitel drei übergehen oder tiefer in das eine oder andere Thema einsteigen – ganz wie Sie wollen. Die einzelnen Abschnitte beschäftigen sich mit den so genannten Makronährstoffen Kohlenhydrate, Fette und Proteine und der Frage, wie viel man eigentlich wovon essen soll, um gesund und schlank zu werden und zu bleiben. Ein weiteres Kapitel beschäftigt sich mit Ernährungsmythen, die längst widerlegt sind, jedoch weiter im Raum stehen. Schließlich erfahren Sie im letzten Kapitel, wie Sie die vorgestellten Erkenntnisse mit wenig Aufwand in die Praxis umsetzen können. Sind Sie bereit? Los geht's.

Fett: Rehabilitation eines geächteten Nährstoffs

Falsch: Fett macht fett und krank

Fett ist nicht nur ein lästiges Übel, sondern ein Nährstoff, den der Körper zum Überleben braucht. Während viele Experten an der These festhalten, man müsse nur auf die Fettmenge achten, um schlank zu werden und gesund zu bleiben, zeichnen neuere Forschungsergebnisse ein anderes Bild dieses Nährstoffs. Danach sind allein zu wenig Bewegung und eine zu hohe Kalorienzufuhr – egal aus welchen Quellen – für eine Gewichtszunahme verantwortlich. Da Fett doppelt so viele Kalorien hat wie Kohlenhydrate und Proteine, wird Fett schnell verdächtigt, damit schneller an die erlaubte Kaloriengrenze zu kommen, doch so simpel ist die Sache eben nicht. Die Forschungsergebnisse sind eindeutig: Mehr Fett macht nicht unbedingt dick, weniger nicht unbedingt schlank.

Ein Grund dafür ist wohl, dass offenbar nur Fett die Menschen auf Dauer dazu bewegen kann, so viel Gemüse zu essen, wie es Gesundheit und Figur zuträglich ist. Weil es nur mit Fett ein Genuss ist, und Genuss der Schlüssel ist zu einer Ernährung, die glücklich macht und nicht dick. Zudem deuten Forschungsergebnisse darauf hin, dass eine gewohnheitsmäßig höhere Zufuhr – solange sie im Rahmen des Kalorienbedarfs bleibt – auch die Verbrennung des Fettes steigert.

Auch der Vorwurf, eine überhöhte Fettzufuhr erhöhe das Risiko für Herz-Kreislauf-Erkrankungen und Krebs, ist mittlerweile durch zahlreiche große Studien entkräftet worden, und das gilt auch für gesättigte Fettsäuren. Eine Reduktion von Fett oder der Austausch von gesättigten durch ungesättigte Fettsäuren senkt weder die Herzinfarkt- noch die Gesamtsterblichkeit. Im Gegenteil: Kritisch ist eher eine mangelhafte Versorgung mit bestimmten Fettsäuren, vor allem in Kombination mit zu wenig Obst und Gemüse sowie zu viel der falschen Kohlenhydrate.

Ideale Reserve-Energie

Bei einem Fettmolekül hängen an einem verbindenden Teil (Glyzerin) drei Fettsäureketten. Sie unterscheiden sich durch die Zahl der Kohlenstoffatome und den Grad ihrer «Sättigung». Das bedeutet: Jedes Kohlenstoffatom kann vier Bindungen eingehen, und in den Fettsäureketten tut es das entweder mit einem anderen Kohlenstoff- oder mit Wasserstoffatomen. Gibt es in einer Kette eine Stelle, an der zwei Kohlenstoffatome eine Doppelbindung eingegangen sind und dafür jeweils auf ein Wasserstoffatom verzichtet haben, spricht man von einer «einfach ungesättigten Fettsäure» oder nennt sie neudeutsch MUFA (monounsatura-

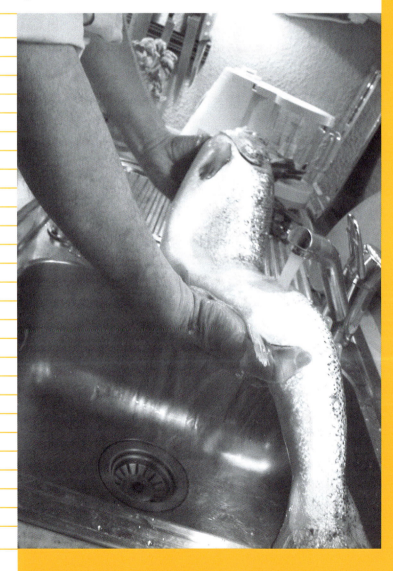

GESUNDE UND SCHLANKE ERNÄHRUNG

ted fatty acid). Olivenöl z. B. enthält viele MUFAs. Gibt es mehrere solcher Stellen, heißt die Fettsäure «mehrfach ungesättigt» oder PUFA (polyunsaturated fatty acid). Fischfett ist eine gute PUFA-Quelle. Eine Kette ganz ohne Doppelbindungen ist «gesättigt». Die verschiedenen Fettsäurearten zeichnen sich durch unterschiedliche chemische und physikalische Eigenschaften aus. So sind Fette mit einem hohen Anteil gesättigter Fettsäuren bei Raumtemperatur fest – wie zum Beispiel Butter.

Was sind Omega-Fettsäuren?

Ihren Namen verdanken diese mehrfach ungesättigten Fettsäuren der chemischen Nomenklatur; er bezeichnet die Stellung der ersten Doppelbindung im Molekül. Chemisch korrekt sind auch die manchmal verwendeten Namen Eicosapentaen- und Docosahexaensäure (kurz EPA und DHA), beides Omega-3-Fettsäuren. Die «Dreier» haben sich als besonders potente Schutzstoffe gegen Herzinfarkt und Schlaganfall erwiesen und kommen ausschließlich in tierischen Produkten vor, vor allem in fetten Kaltwasserfischen, mit Grünfutter aufgezogenen Rindern und Wildfleisch. Die pflanzliche Vorläufersubstanz alpha-Linolensäure steckt in Walnüssen, Keimlingen, grünem Blattgemüse wie Spinat, Mangold und vor allem dem etwas in Vergessenheit geratenen Portulak sowie in Raps- und Leinöl. Wie die Omega-3- so sind auch die Omega-6-Fettsäuren essenziell, müssen also mit der Nahrung zugeführt werden, weil der Körper sie nicht selbst herstellen kann. Doch die «Sechser» sind durch die hohe Zufuhr von Getreideprodukten sowie Fleisch von Tieren, die mit Getreide gefüttert wurden, im Gegensatz zu den «Dreiern» überproportional in der Nahrung vertreten. So kann es trotz mengenmäßig ausreichender Zufuhr von Omega-3-Fettsäuren (die viele noch nicht mal erreichen) zu einem Mangel kommen, weil Dreier und Sechser bei der Verarbeitung das gleiche Enzymsystem brauchen und im Körper zudem antagonistisch wirken. Das eine bremst also das andere.

Wegen des hohen Energiegehalts von neun Kalorien pro Gramm und weil es sich recht dicht packen lässt, ist Fett ideal als Reservespeicher für schlechte Zeiten. Doch das ist nicht seine einzige Aufgabe. Der Körper braucht Fette auch als Isolation, Schutzpolster für die inneren Organe, Transportmedium für die fettlöslichen Vitamine, Baustoff für die Zellwände sowie zur Herstellung von Hormonen. Außerdem dient Fett als Kraftstoff für alle Ausdauerleistungen. Es kann allerdings nur als solcher genutzt werden, solange genug Sauerstoff zur Verfügung steht. Je mehr eine Anstrengung außer Atem bringt, desto weniger Fett wird in diesem Augenblick verbraucht. Stattdessen verheizen die Muskeln mehr Glukose.

Fett hält gesund

«Die herrschende naturwissenschaftliche Meinung hat das Fett in der Nahrung dämonisiert, und doch konnten 50 Jahre und ein Forschungsaufwand von mehreren hundert Millionen Dollar nicht nachweisen, dass eine fettarme Ernährung das Leben verlängert.» So beginnt ein Artikel in der renommierten Fachzeitschrift Science mit dem Titel «The soft science of diatary fat». Und es ist wahrlich «weiche Wissenschaft», die der Autor Gary Taubes auf neun Seiten beschreibt. Er zeichnet nach, wie das Dogma zustande kam, Fett sei die Ursache für Arteriosklerose mit all ihren Folgen und auch für Krebs. Ohne Sie mit Einzelheiten quälen zu wollen, kann man zusammenfassen: Das Volk wollte eine einfache Antwort, die Politiker auch, also hat man den scheinbar plausibelsten Zusammenhang genommen und als Tatsache hinausposaunt. Die Verantwortlichen hätten genauso gut würfeln können.

Wer sich skeptisch äußerte oder widersprüchliche Studien veröffentlichte, wurde schlichtweg ignoriert. Untersuchungen, die die Fett-These zu stützen scheinen, werden bis heute viel häufiger in Publikationen zitiert als solche, die das Gegenteil nahe legen. In der wissenschaftlichen Welt bröckelt das Fett-Dogma dennoch schon länger, denn immer mehr Studien kamen zu Ergebnissen, die nicht dazu passten.

So legen zum Beispiel die «Nurses Health Study» I und II sowie die «Health Professionals Follow-up»-Studie, die die gesundheitlichen Daten von fast 300000 Amerikanern bündeln (gesammelt über mehr als zehn Jahre), keinen Zusammenhang zwischen der insgesamt verzehrten Fettmenge und dem Risiko für Herz-Kreislauf-Erkrankungen nahe. «Die Ergebnisse zeigen vielmehr, dass einfach ungesättigte Fettsäuren wie Olivenöl das Risiko senken und gesättigte Fettsäuren kaum schlimmer sind als Nudeln und andere Kohlenhydrate, die nach der Ernährungspyramide in großen Mengen gegessen werden sollen», schreibt Taubes. Und die Epidemiologie gibt ihm Recht, denn die Zahl der Herzinfarkte geht trotz gesunkener Fettaufnahme nicht zurück. Dass weniger Leute daran sterben, liegt wohl an der besseren medizinischen Behandlung.

Auch für die Behauptung, dass Fett Krebs verursachen würde, gebe es keine überzeugenden Belege, fassen der World Cancer Research Fund und das American Institute for Cancer Research nach jahrelanger teurer Forschung zusammen. Den Studien zufolge sei diese Annahme nicht einmal als «wahrscheinlich» zu bezeichnen.

«Aber was ist mit Cholesterin?», werden Sie vielleicht fragen. Die Behauptung, dass Cholesterin in der Nahrung den Blutspiegel hebt, gehört inzwischen zu den Ernährungsmythen und wird dementsprechend in Abschnitt fünf behandelt.

Das gute und das böse Cholesterin

Cholesterin ist eine der wichtigsten Substanzen im Körper, denn es sorgt unter anderem für das Gleichgewicht von Stabilität und Flexibilität bei den Membranen der Körperzellen. Man unterscheidet die verschiedenen Cholesterin-arten danach, wie sie an Transportproteine gebunden sind. Das «böse» LDL (Low Density Lipoprotein) befördert das Cholesterin in die Blutbahn, das «gute» HDL (High Density Lipoprotein) zurück zur Leber, wo es als Gallensäure in den Darm geleitet und ausgeschieden wird. Für die Beurteilung des Herz-Kreislauf-Risikos ist das Verhältnis von HDL zu LDL interessanter als der Gesamtcholesterinspiegel. Inzwischen sind bei den Blutfetten weitere Bösewichte dazugekommen, nämlich die Triglyceride (reine Fette) und die VLDL (Very Low Density Lipoprotein, quasi das «noch viel bösere» Cholesterin). Taucht eines von beiden verstärkt im Blut auf, erhöht dies das Risiko, einen Herzinfarkt zu erleiden, es sei denn, gleichzeitig ist auch der HDL-Wert sehr hoch.

Doch was machen die Fette mit dem Cholesterinspiegel? Na anheben, ist doch klar. Oder? Tatsächlich kommt es zu einem Anstieg des Cholesterinspiegels, wenn man Kohlenhydrate durch Fett ersetzt (gleiche Kalorienmenge) – aber die ungesättigten Fettsäuren (zum Beispiel in Olivenöl) heben nur den Spiegel des «guten» HDL-Cholesterins, das «böse» sinkt.

Auch die mehrfach ungesättigten Fettsäuren verbessern das Cholesterinprofil. Als besonders positiv für das Herzinfarkt-Risiko haben sich die Omega-3-Fettsäuren herausgestellt. Gesättigte Fettsäuren (etwa in Butter) heben das LDL wie das HDL zu gleichen Teilen an und sind deshalb gar nicht so gefährlich, wie gemeinhin behauptet wird; die gesättigte Stearinsäure (steckt in Schokolade) hebt sogar nur den HDL-Spiegel, was als positiv anzusehen ist. Einzig und allein die trans-Fettsäuren verschlechtern das Verhältnis von HDL zu LDL deutlich.

trans-Fettsäuren

In den meisten Fettsäuren liegen Doppelbindungen in der so genannten cis-Form vor. Das sorgt in der Molekülkette für einen Knick, der bei der gleichen Fettsäure mit einer trans-Doppelbindung fehlt. An dem Knick hat das Molekül eine größere Beweglichkeit, die zu einem niedrigeren Schmelzpunkt führt: Das Fett ist auch bei geringerer Temperatur noch flüssig. Wahrscheinlich ist es dieser Unterschied in der räumlichen Struktur, der auch die anderen Wirkungen der trans-Fettsäuren im Körper verursacht, zum Beispiel ein Anstieg des «schlechten» Cholesterins im Blut. Ob eine erhöhte Aufnahme von trans-Fettsäuren auch einen Anstieg der Herzinfarktgefahr bewirkt, ist dennoch umstritten.

Natürlicherweise kommen trans-Fettsäuren nur in Milchprodukten sowie Fleischwaren von Wiederkäuern (zum Beispiel Rind) vor, allerdings nur in geringen Mengen und einer für den Menschen harmlosen Form. Hauptquelle der für den Menschen bedenklichen trans-Fettsäuren sind industriell gehärtete Pflanzenfette, denn bei diesem Prozess kommt es zu Umlagerungen in den Fettsäuren, die von der cis- zur trans-Form führen. Inzwischen haben aber die meisten Anbieter von Margarine die Herstellungsverfahren so geändert, dass zumindest sie kaum noch trans-Fettsäuren enthält.

In den letzten Jahren hat die Forschung immer deutlicher gezeigt, dass nicht die Fette, sondern stärkereiche Kohlenhydrate im Übermaß – also das, was die meisten Menschen auf fettarmer Diät vor allem essen – die Blutfettwerte in jeder Hinsicht dramatisch verschlechtern können, besonders in Kombination mit einem schlaffen Lebensstil. Aber dazu mehr im Abschnitt über die Kohlenhydrate. Was kann man den Fetten also dann noch vorwerfen? Dass sie schuld sind, wenn Sie demnächst Ihre Zehen nicht mehr sehen können? Auch bei dieser Frage ist die Antwort nicht ganz so einfach.

Fett hält schlank

Die Vorwürfe, die dem Fett gemacht werden und es als Dickmacher gebrandmarkt haben, sind alle sehr einleuchtend. Doch eben nur auf den ersten Blick. Sehen wir uns die Behauptungen doch mal genauer an.

Die erste, «Wer mehr als 30 Prozent Fett isst, wird dick», ist von zahlreichen Versuchen längst vom Tisch gefegt. Es ist völlig egal, wie hoch der prozentuale Anteil von Fett an den Kalorien ist – solange man innerhalb seines Bedarfs bleibt, nimmt man nicht zu. Selbst wenn in Versuchen der Fettanteil auf 70 Prozent hochgeschraubt wurde, blieb das Gewicht der Probanden absolut stabil, solange sie insgesamt nur so viel Kalorien aßen, wie sie verbrauchten. Beim Abnehmen gilt das Gleiche: Nur wenn die Energieaufnahme unter dem Verbrauch bleibt, sinkt das Gewicht. Ob dieses Minus an Kalorien durch weniger Kohlenhydrate oder weniger Fett zustande kommt, ist völlig wurscht, ergab eine Schweizer Studie.

Vorwurf zwei: Um Kohlenhydrate und Proteine zu verarbeiten, verbraucht der Körper einiges an Energie (zwischen vier und 20 Prozent), während das Fett mit viel geringerem Verlust (zwei bis vier Prozent) in die Kalorienbilanz eingeht. Bei einer überkalorischen Ernährung – also einem ständigen Plus auf der Seite der Energieaufnahme – würde man deshalb umso schneller zunehmen, je mehr dieses Plus aus Fett besteht. Das stimmt auch – aber nur in den ersten Tagen. Das zeigte ein Versuch der Universität von Colorado, bei dem junge Männer zwei Wochen lang mit einer Kost gemästet wurden, die 50 Prozent über ihrem Bedarf lag. Bei der einen Hälfte war diese Kost fettarm, bei der anderen fettreich. Es folgten vier Wochen mit normaler Kost, dann wurden die Gruppen getauscht. Ergebnis: Unter fettreicher Kost nahmen die Probanden erst mal deutlich zu, die fettarm ernährten dagegen kaum. Das änderte sich aber bald, und nach zwei

Wochen lagen beide Gruppen gleichauf. Weder die Zahl der zugenommenen Kilos unterschied sich (knapp 2,9 Kilo) noch der Anteil an Speck (1,5 Kilo). Die Autoren erklären das Ergebnis damit, dass ein Plus an Kohlenhydraten tatsächlich erst mal als Wärme verpufft, während der Körper andererseits ein paar Tage braucht, um sich auf eine höhere Fettzufuhr einzustellen. Die Aussage, dass man Kohlenhydrate nach Belieben essen darf, ohne zuzunehmen, solange man nur beim Fett aufpasst, ist also Blödsinn.

Um es noch mal klar zu sagen: Ihr Gewicht halten Sie nur, wenn die Energieaufnahme dem Verbrauch entspricht. Das bringt uns zu Vorwurf drei: Fett habe doppelt so viele Kalorien wie Proteine und Kohlenhydrate und führe deshalb leichter zu einem Überschreiten seines Kalorienlimits. Am ersten Teil dieser Aussage ist nicht zu rütteln, der zweite ist schon fragwürdiger. Er mag gelten, wenn jemand gedankenlos in sich hineinschaufelt und so über den Punkt der Sättigung hinaus futtert. Das ist aber vor allem dann der Fall, wenn man nicht genießt, was man isst – entweder weil man es nicht wirklich mag (was bei fettarmen Dingen häufig der Fall ist) oder sich aus schlechtem Gewissen nicht gönnt. Wenn man diese Punkte ausschaltet, kann man zu überraschenden Ergebnissen kommen. Wie der folgende einjährige Versuch des Limestone Medical Centers im amerikanischen Delaware zeigt.

157 Übergewichtige sollten weniger Kohlenhydrate essen und diese vor allem in Form von Obst und Gemüse zu sich nehmen. Fett- und Proteinreiches wie Nüsse, Milchprodukte, Eier, Fleisch und Fisch durften sie dagegen nach Lust und Laune futtern. Mit der Zeit ergab sich eine Ernährung aus 50 Prozent Fett, 30 Prozent Protein und 20 Prozent Kohlenhydraten. Dennoch verloren die Probanden Gewicht, denn sie kamen insgesamt mit einem Drittel weniger Kalorien aus, um sich satt und zufrieden zu fühlen. Aber nicht nur das: Während des Versuchs verbesserten sich zudem sämtliche Blutfettwerte.

Eine fettreiche Ernährung soll schlank machen? Schwer zu schlucken. Wieso sind dann von den Pizza, Pommes und Pralinen mampfenden Menschen viele so dick, dass sie eine eigene Postleitzahl brauchen könnten? Das führt gleich zum nächsten Vorwurf an das Fett, dass es nämlich weniger sättigen würde als Kohlenhydrate. Es ist richtig: Fett allein macht wirklich nicht besonders satt. Aber den Pokal des am besten sättigenden Nährstoffs tragen auch die Kohlenhydrate nicht davon, sondern die Eiweiße (mehr dazu in Abschnitt drei). Fett verzögert jedoch die Entleerung des Magens und kann so in Kombination mit anderen Nährstoffen das «satte» Gefühl verlängern.

Es kommt auf die Energiedichte an, fanden Forscher der Pennsylvania State University heraus. Lebensmittel werden dann als «energiedicht» bezeichnet, wenn sie es pro Gramm auf viele Kalorien bringen. Das trifft tatsächlich auf viele fettreiche Nahrungsmittel zu, aber eben nicht nur. «No-fat-Muffins» und ähnliche Produkte können erstaunlich viel Kalorien haben und damit eine hohe Energiedichte. In der Studie aßen sowohl Normal- als auch Übergewichtige insgesamt 16 Prozent weniger, wenn schon die Hälfte einer Mahlzeit aus Lebensmitteln oder Gerichten mit niedriger Energiedichte bestand. Der Fettgehalt spielte dabei keine Rolle. Ein weiteres Ergebnis: Was die Probanden auch auf dem Teller hatten, sie hörten auf zu essen, wenn sie ein bestimmtes (individuell verschiedenes) Gewicht im Magen hatten. Was heißt das in der Praxis? Sie müssen weniger auf den Fettgehalt einer Mahlzeit achten als darauf, dass ein guter Teil aus voluminösen, schweren Nahrungsmitteln besteht – Gemüse ist dabei der Renner. Dann darf auch ruhig eine Käsekruste drauf sein ...

Ein Beispiel: Anstatt im Stehen ein paar lumpige Pommes mit Mayo auf eine Plastikgabel zu spießen (175 g und 510 Kalorien), könnte man für die gleichen Kalorien zwei Portionen eines Möhrencurrys mit roten Linsen oder eine halbe Champignonpfanne mit Wildreis essen – und würde vielleicht nicht mal alles schaffen. Zumindest aber würde man richtig satt.

Dazu passt eine zehnjährige Untersuchung von 3000 Amerikanern im Alter von 18 bis 30 Jahren. Es wurden nämlich *nicht* diejenigen dick, die am meisten Fett aßen, im Gegenteil: Am wenigsten hatten die zugenommen, die am meisten Fett und gleichzeitig die meisten Ballaststoffe gegessen hatten. Wer dagegen sowohl am wenigsten Fett als auch die wenigsten Ballaststoffe verzehrt hatte, war in die Breite gegangen. Lebensmittel, die viel Ballaststoffe enthalten, sind immer auch schwer, voluminös und haben eine geringe Energiedichte.

Offensichtlich wird Ballaststoffreiches aber nur gemeinsam mit Fett gerne und deshalb auch reichlich verzehrt. Das legt eine Studie der Harvard Medical School nahe, bei der zwei Gruppen von insgesamt 101 Übergewichtigen auf eine Diät mit 20 bzw. 35 Prozent Fett gesetzt wurden. Der Proteinanteil lag jeweils bei 17 Prozent, der Rest waren Kohlenhydrate, die Kalorienmenge war in beiden Gruppen gleich. In der «fetteren» Gruppe war nicht nur der Gewichtsverlust höher, es hielten auch mehr Personen die Diät überhaupt durch –

GESUNDE UND SCHLANKE ERNÄHRUNG

nämlich 54 Prozent im Vergleich zu 20 Prozent der anderen Probanden. Außerdem aßen sie deutlich mehr Gemüse. Man mag einwenden, dass 20 Prozent Fett wirklich nur sehr wenig sind – das schafft doch kaum einer. Eben! Aber viel mehr (höchstens 30 Prozent) wird einem von den Wortführern unter den deutschen Ernährungsexperten auch nicht zugestanden.

Zusammenfassend kann man also sagen: Die Verteufelung von Fett als *der* Dickmacher steht auf wackligen Füßen. Noch immer nicht ganz überzeugt, werden Sie jetzt vielleicht auf Beispiele aus Ihrem Verwandtenkreis hinweisen, die es mit einer fettarmen Ernährung geschafft haben abzunehmen. Das machen die Vertreter der «Fett macht fett»-These auch immer, wenn sie auf die Widersprüche in den Forschungsergebnissen angesprochen werden. Auch zu den Strategien der erfolgreichen Abnehmer aus der «National Weight Control Registry» gehört eine «gesunde, fettarme Ernährung».

Das alles ist kein Widerspruch. Denn erfolgreich war nicht, wer einfach nur fettarm aß (also fetten Kuchen gegen low-fat Muffins tauschte), sondern wer seine ganze Ernährung umstellte. Selber kochen anstatt Fertigmenüs in die Mikrowelle werfen, mehr Gemüse und Obst auf den Teller bringen, nicht mehr gedankenlos stopfen, weniger Süßkram, mehr Bewegung … *Das* sind die Rezepte der «successful losers». Wie viel Fett genau im Essen steckt, ist dann ziemlich egal.

> In der National Weight Control Registry wurden Probanden untersucht, die bis 30 Kilogramm abgenommen und ihr neues Gewicht über Jahre gehalten haben.

VORSICHT FALLE

Durch die neue Sichtweise auf das Fett sollte nicht der Eindruck entstehen, Sie könnten davon reinschaufeln, so viel es Ihnen beliebt. Es bedeutet nur, dass Sie *innerhalb* Ihres Kalorienbedarfs ruhig mehr Fett essen und Ihnen Prozentzahlen egal sein dürfen. Im Kapitel vier erfahren Sie, wie Sie die Vorzüge von Fett voll ausnutzen können, ohne Ihr Energielimit zu überschreiten. Sie bekommen Tipps, wo sich Mageres lohnt, weil das Fett überflüssig ist und kein Plus an Geschmack bringt. Doch die Ära des trockenen Broccoli, der Warnungen vor Nüssen und des gummiartigen Lightkäse darf für Sie jetzt vorbei sein.

Kohlenhydrate:
Reichlich, mehr – zu viel?

Wie viel ist gut für Gesundheit und Figur?

Alle Kohlenhydrate müssen bei der Verdauung in einzelne Zucker-molekülе zerlegt werden. Da der Körper nur Glukose verwerten kann, müssen andere Monosaccharide – so der Fachbegriff für Ein-fachzucker – erst in der Leber umgebaut werden. Je schneller ein Kohlenhydrat zu einzelnen Glukosemolekülen verdaut wird, desto schneller und höher steigt der Blutzuckerspiegel, was mit dem Gly-kämischen Index (GI oder Glyx) ausgedrückt wird. Danach werden heute die verschiedenen Kohlenhydrate bewertet; die frühere Ein-teilung in «komplexe» (langkettige) und «einfache» (kurzkettige) Kohlenhydrate ist überholt.

Glukose bzw. seine Speicherform Glykogen braucht der Körper für die Funktion des Gehirns, für rasche Energiebereitstellung (Sprints) und Spitzenleistungen. Da die Speicher begrenzt sind, sorgt der Körper bei fallenden Blutzuckerspiegeln durch brüllenden Hunger dafür, dass der Mensch Nachschub liefert. Bleibt dieser aus, kann der Körper auch aus Eiweißen Glukose herstellen.

Wegen dieser Zusammenhänge ist der Ratschlag, für eine gesunde Ernährung im Allgemeinen und zum Abnehmen im Besonderen möglichst viele Kohlenhydrate zu essen, inzwischen in schlechtes Licht geraten. Denn im Übermaß können sie die Entstehung von Übergewicht, Diabetes und Herz-Kreislauf-Erkrankungen fördern; vor allem, wenn überwiegend Kohlenhydrate mit hohem glykämi-schen Index gegessen werden und man sich zu wenig bewegt.

GESUNDE UND SCHLANKE ERNÄHRUNG

Supersprit für Gehirn und Muskeln

Kohlenhydrate bestehen aus mehr oder weniger komplexen Verkettungen von so genannten Einfachzuckern, vor allem Glukose (Traubenzucker), Fruktose (Fruchtzucker) und Galaktose (bildet zusammen mit Glukose den Milchzucker). Der weiße Haushaltzucker ist ein Disaccharid (Zweifachzucker) aus je einem Glukose- und einem Fruktose-Molekül. Die Ketten müssen bei der Verdauung in ihre Einzelmoleküle gespalten werden und – da der Körper ausschließlich Glukose verwerten kann – zum Teil noch in der Leber umgebaut werden. Die Glukose im Blut kann entweder sofort verbraucht oder als Glykogen in der Leber oder den Muskeln gespeichert werden. Die Speicher sind jedoch begrenzt und ohne Nachschub bereits nach spätestens zwei Tagen geleert. Außerdem kann das Glykogen in den Muskeln nicht wieder in den allgemeinen Kreislauf zurückgelangen, sondern nur dort verbraucht werden. Glukose ist der Sprit für den Großverbraucher Gehirn – außer nach längerem Hungern akzeptiert es nämlich keinen anderen Betriebsstoff. Außerdem liefert es die Energie für alle Höchstleistungen. Faustregel: Je anstrengender eine Bewegung ist, desto größer ist der Anteil an Glukose, der als «Sprit» verbraucht wird. Der Rest ist Fett.

50, 60 oder sogar 75 Prozent?

Die Kohlenhydrate sind die Stars in der Ernährungsszene. Davon darf man essen, so viel man will, raten die Meinungsführer. Bis zu 75 Prozent der täglich aufgenommenen Kalorien sollten von Kohlenhydraten stammen, mindestens aber 55 Prozent. Zusammen mit dem dann niedrigen Fettverzehr schütze das vor Arteriosklerose und damit vor Herzinfarkt und Schlaganfall und halte außerdem schlank.

Am besten vergessen Sie diese Prozentzahlen gleich wieder, denn inzwischen bröckelt das Image der Kohlenhydrate. Vor allem für Menschen, die sich wenig bewegen, können sie in großen Mengen Gift sein und zu Diabetes, Herzinfarkt und einer Wampe führen. «Es gibt keinen Beweis dafür, dass Kohlenhydrate gesundheitsfördernde Wirkung haben», resümiert Walter Willet, Professor für Ernährung an der Harvard University. «Die Ergebnisse von Stoffwechselstudien und epidemiologische Untersuchungen weisen vielmehr darauf hin, dass die erhöhte Zufuhr der Gesundheit schaden kann.»

Ein Blick auf unsere Vorfahren verdeutlicht die Zusammenhänge. Die

Glukose braucht einen Schlüssel, der den Weg in die Zelle öffnet, und das ist das Hormon Insulin. Weil in grauer Vorzeit das Kohlenhydratangebot für die Menschen in steppenartigen oder eiszeitlich-kargen Gegenden ziemlich mau sein konnte, hat sich in der Evolution ein Mechanismus herausgebildet, der Insulinresistenz genannt wird. Bei allen Zellen, die auch mit einem anderen Treibstoff gut funktionieren können, passt der Insulin-Schlüssel nicht so gut. So wird sichergestellt, dass bei geringem Glukoseangebot zuerst das Gehirn versorgt wird.

Den Hang zur Insulinresistenz schleppen wir immer noch mit uns herum, bei einigen ist er mehr, bei anderen weniger stark ausgeprägt. Doch der einstige Überlebensvorteil ist keiner mehr: Der Körper wird heute von Kohlenhydraten überflutet, die Muskeln als wichtiger Abnehmer haben aber mangels Bewegung kaum Bedarf. Der Organismus versucht, die Zuckerlast durch eine erhöhte Insulin-Ausschüttung loszuwerden. Doch weil die Speicher voll sind, verschließen sich die Zellen gegen den Einstrom von Glukose – die dafür notwendigen Gene haben sie ja. Dadurch bleibt der Blutzuckerspiegel länger erhöht, und es wird noch mehr Insulin ausgeschüttet, um die Glukose doch noch in die Zellen zu befördern. Der ganze Prozess schaukelt sich immer weiter auf – wie schnell und wie stark, hängt auch von der genetischen Veranlagung ab.

Die ständige Überfrachtung des Blutes mit Glukose und Insulin beeinflusst sowohl die Blutfettwerte als auch Blutdruck und -gerinnung negativ. Zudem wird die Bauchspeicheldrüse permanent überlastet. Zusammen werden diese Störungen metabolisches Syndrom genannt und gelten heute als wesentliche Ursache für Diabetes, Herzinfarkt, Schlaganfall und einige Krebsarten. Dem Teufelskreis von hohem Blutzucker- und Insulinspiegel, Insulinresistenz und dadurch weiter erhöhtem Glukosepegel könnte man auf zwei Arten entkommen. Die eine ist – Sie ahnen es schon – mehr Bewegung. Bei aktiven Menschen sind die Zellen viel empfindlicher, sodass geringere Mengen Insulin ausreichen, um die gleiche Menge Glukose in die Zellen zu transportieren. Dieser Effekt stellt sich schon nach recht kurzer Zeit des Trainings ein. Außerdem wird durch die Muskelarbeit ja auch ständig Glukose in großen Mengen verbraucht, sodass in den Zellen wieder Bedarf für Nachschub herrscht. Die zweite Möglichkeit ist eine Änderung der Ernährung. Denn nicht alle Kohlenhydrate wirken sich gleich fatal auf den Blutzuckerspiegel aus.

Komplex oder einfach?

Dass nicht alle Kohlenhydrate über einen Kamm geschoren werden dürfen, ist schon lange bekannt. Bis vor kurzem galten die komplexen oder langkettigen Kohlenhydrate als die «guten», während man von den einfachen Zuckern nur wenig essen sollte. Heute teilt man die Kohlenhydrate nach deren Verdaubarkeit in gute oder weniger gute Vertreter ein. Denn je schneller ein Kohlenhydrat vom Körper verarbeitet werden kann, desto intensiver wirkt es auf den Blutzuckerspiegel. Das Ausmaß dieser Wirkung wird durch den Glykämischen Index beschrieben.

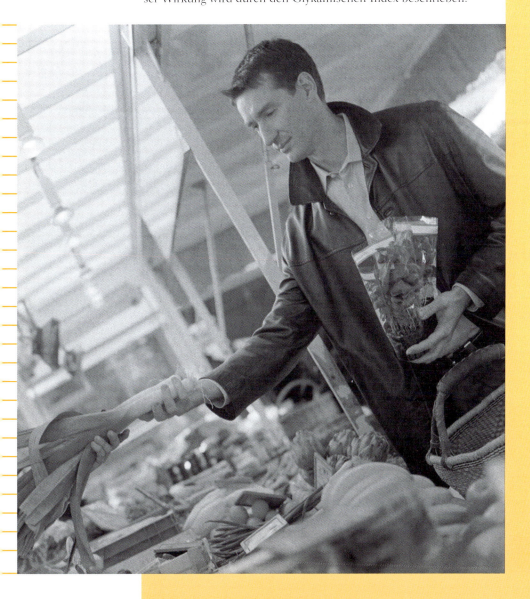

Glykämischer Index

Dieser Wert wird mit GI oder Glyx abgekürzt und ist eine Vergleichszahl. Sie gibt an, wie schnell und stark ein kohlenhydrathaltiges Lebensmittel den Blutzuckerspiegel anhebt, verglichen mit reiner Glukose (Traubenzucker), der man den Wert 100 zugeordnet hat. Achtung: Bei einigen Tabellen wurde der Blutzuckeranstieg mit dem von Weißbrot verglichen. Diese GI-Werte sind mit den Werten, wo Traubenzucker das Referenzlebensmittel ist, nicht vergleichbar! Man kann sie aber umrechnen, der Glukose-Wert beträgt immer 70 Prozent des Weißbrot-Wertes.

Und es gibt noch eine Falle: Sie werden für das gleiche Lebensmittel in verschiedenen Studien häufig abweichende Werte finden; selbst dann, wenn die Zubereitungsart dieselbe ist. Das liegt daran, dass jeder Mensch unterschiedlich auf ein bestimmtes Lebensmittel reagiert. Das Verhältnis der Lebensmittel untereinander bleibt aber gleich.

Und so zeigt sich: Stärke ist zwar ein langkettiges Kohlenhydrat (komplex!), besteht aber nur aus aneinander gehängten Glukosemolekülen. Für den Körper ist das ein Klacks: Eins nach dem anderen wird abgespalten und in den Blutkreislauf geschleust. Der Blutzuckerspiegel steigt schnell und hoch, es entsteht eine so genannte «Blutzuckerspitze». Je nach verzehrter Menge bleibt der Spiegel auch eine ganze Weile oben. Deshalb erhöhen Weißbrot und Kartoffeln (viel Stärke) den Blutzuckerspiegel sogar mehr als purer Zucker. Dieser besteht nämlich aus Ketten mit je einem Molekül Glukose und Fruktose. Der Körper knackt diese Verbindung, und die Glukose wandert rasch ins Blut – die Fruktose aber muss einen Umweg über die Leber machen, wo sie durch spezielle Enzyme erst einmal zu Glukose umgebaut wird. Erst dann steht auch diese Hälfte des Zuckers vor den Toren der Zellen und will mittels Insulin eingeschleust werden. Da Obst viel Fruktose enthält, schmeckt es zwar süß, hebt den Blutzuckerspiegel aber eher langsam.

Die verschiedenen Stärkearten haben nicht den gleichen Einfluss auf den Blutzuckerspiegel. Amylopektin ist verzweigter und wird deshalb schneller abgebaut als Amylose. Deswegen hat Basmati-Reis, der viel Amylose enthält, einen niedrigeren GI als herkömmlicher weißer Reis. Auch die Verarbeitung eines Lebensmittels beeinflusst den Glykämischen Index. So ist der GI von grobem Vollkornbrot niedriger als der von Brot aus feinem Vollkornmehl, das schneller verdaut wird. Aus dem gleichen Grund hat Pasta aus Hartweizengrieß (vor allem al dente) einen günstigeren Wert als Nudeln aus Mehl. Ein weiterer Faktor, der den GI verändert, sind die anderen Nährstoffe in dem betreffenden Lebensmittel bzw. derselben Mahlzeit. Sowohl Ballaststoffe als auch ein hoher Gehalt an Fett und Protein senken den Index, weil sie die Magenentleerung und damit die Verdauung verzögern. Zu guter Letzt hängt der tatsächliche Einfluss eines Lebensmittels auf den Blutzuckerspiegel außerdem noch von der verzehrten Menge ab: je mehr, desto höher.

Glykämische Ladung

Der Glykämische Index bezieht sich immer auf 50 g Kohlenhydrate – deshalb müsste man zur Beurteilung eines Lebensmittels eigentlich wissen, wie viel Kohlenhydrate es enthält. So haben Möhren zwar einen recht hohen GI; um auf 50 g Kohlenhydrate zu kommen, müsste man allerdings mehr als 800 g davon mümmeln (roh). Die tatsächliche Auswirkung auf den Blutzuckerspiegel ist bei einer normalen Portion von 100 bis 150 g also eher gering. Bei gekochten Kartoffeln ist die Kohlenhydratdichte größer; da hat man die 50 g schon mit einer Portion von 300 g zusammen.

Um diese Tatsache zu berücksichtigen, haben Wissenschaftler den Begriff der «Glykämischen Ladung» (GL) eingeführt. Man errechnet sie, indem man den GI durch 100 teilt und das Ergebnis mit der Menge der verzehrten Kohlenhydrate multipliziert. Im Falle der Möhren (GI = 49) müsste man bei einer Portion von 100 g (enthält etwa 6 g Kohlenhydrate) also rechnen: 0,49 x 6 = 2,94. Das ist die Glykämische Ladung dieser Portion. Bei der gleichen Menge gekochter Kartoffeln (GI = 62; 14,8 g Kohlenhydrate) käme man auf eine GL von 9.

Nach den Ergebnissen der «Nurses Health Study» beginnt das Risiko für die Gesundheit ungefähr bei einer täglichen Glykämischen Ladung von 113. Das gilt vor allem für Übergewichtige und Stubenhocker.

Das klingt alles sehr kompliziert, muss es aber gar nicht sein. Sie brauchen sich nur ein paar grundlegende Prinzipien zu merken. Obst und Gemüse sind auch hier wieder die Sieger, da sollten Sie richtig zuschlagen. Süßigkeiten und Knabberkram nur selten essen. Vollkornprodukte, Reis und Nudeln am besten durch Kombination mit etwas Proteinreichem, Gemüse oder Hülsenfrüchten entschärfen, Kartoffeln und Weißbrot nur selten essen. Auf diese Dinge geht der letzte Teil dieses Kapitels nochmal genauer ein. Wenn Sie dennoch an den GIs und GLs verschiedener Lebensmittel interessiert sind, finden Sie diese in der Tabelle im Anhang.

Kohlenhydrate machen fett

Was die bisherigen Ausführungen mit Ihrer Figur zu tun haben, verrät Ihnen schon die Überschrift – obwohl diese Verkürzung natürlich auch eigentlich unzulässig ist. Doch wer häufig Lebensmittel mit einem hohen Glykämischen Index isst, gefährdet nicht nur seine Gesundheit, sondern auch seine Flirtchancen in Badehose.

Wie Sie schon gelesen haben, verursachen diese «High-GIs» einen steilen Anstieg des Blutzuckerspiegels und nachfolgend eine starke Ausschüttung von Insulin. Dieses Hormon sorgt jedoch nicht nur dafür, dass die Glukose in die Zellen gelangen kann, sondern bremst auch die Verbrennung von Fett. Der Körper ist genetisch darauf getrimmt, bei hohem Angebot an Glukose zuerst diese zu verheizen, denn die Speicher sind begrenzt – und hierzulande aufgrund der mangelnden Bewegung auch noch meist voll. Fett kann dagegen praktisch in unendlichen Mengen eingelagert werden. Da die Speicherung von Fett jedoch nicht ohne Insulin möglich ist, begünstigt ein hoher Blutpegel den Aufbau von Rettungsringen zusätzlich. Untersuchungen haben gezeigt, dass eine an Nahrungsmitteln mit hohem GI reiche Ernährung den ganzen Tag über für höhere Insulinspiegel sorgt.

Das Ganze wird zusätzlich verschärft durch die so genannte «Blutzuckerschaukel». Der starke Insulinausstoß nach einer Überflutung des Blutes mit Glukose hinkt immer ein wenig nach, deshalb kann der Blutzuckerspiegel schon bald nach einer Mahlzeit mit hohem Glykämischen Index wieder unter den Wert fallen, den der Körper am liebsten aufrecht halten möchte. Also meldet das Gehirn: «Ich brauch was zu beißen!» Mit Limonaden, Süßigkeiten und Kuchen kann man sich auf diese Weise buchstäblich hungrig essen. Umgekehrt sorgen Nahrungsmittel mit niedrigem GI über lange Zeit kontinuierlich für Glukosenachschub, was länger satt hält und Heißhunger verhindert.

Wie stark der Einfluss des Blutzuckers auf den Hunger sein kann, zeigte eine amerikanische Studie, bei der der Effekt von Mahlzeiten mit hohem, mittlerem oder niedrigem GI untersucht wurde. In Nährstoffzusammensetzung, Kalorienmenge, Ballaststoffgehalt und Schmackhaftigkeit unterschieden sich die Testgerichte nicht. In den fünf Stunden danach durften die Versuchspersonen essen, was ihnen beliebte. Die Teilnehmer, die Mahlzeiten mit hohem Glykämischem Index bekommen hatten, aßen in dieser Zeit 53 Prozent mehr Kalorien als diejenigen mit dem mittleren GI und sogar 81 Prozent mehr als die mit dem niedrigen GI.

Eindrucksvoll waren auch die Ergebnisse einer Untersuchung, bei der die Stufe 1-Diät der American Heart Association (AHA, entspricht im Wesentlichen den Empfehlungen der Deutschen Gesellschaft für Ernährung) mit der so genannten «Montignac-Methode» verglichen wurde.

Die Montignac-Methode

Bei der Ernährung nach dem Franzosen Michel Montignac sollen keine Lebensmittel mit einem GI über 55 verzehrt werden. Das heißt: Honig, Kekse, Kuchen, gesüßte Getränke, Bier, Weißbrot, Kartoffeln jeder Art, Cornflakes, Popcorn, weißer Reis, Mais, gekochte Karotten, Rosinen, Bananen, Melonen und Saubohnen sind nur als seltene Ausnahmen erlaubt.

Bei einer Mahlzeit mit viel Fett soll der GI der kohlenhydrathaltigen Komponenten sogar noch niedriger liegen und den Wert 20 nicht übersteigen. Also keine Pasta mit Sahnesauce. Das Gleiche gilt natürlich auch umgekehrt: Zu einem Lebensmittel mit eher hohem GI soll nichts Fettreiches gegessen werden. Eine Scheibe Vollkornbrot darf man also nicht mit Käse belegen, sondern stattdessen mit Quark und Tomatenscheiben.

Darüber hinaus gibt es keine Beschränkungen, weder beim Fett noch bei den Proteinen. Erlaubt sind also fast alle Obst- und Gemüsesorten, Vollkorngetreide, Fleisch und Fisch, Eier, ungesüßte Milchprodukte, Käse, fast alle Hülsenfrüchte, Nüsse und Kerne, Wein in Maßen, dunkle Schokolade sowie Fruchtaufstrich ohne Zuckerzusatz anstelle von Marmelade.

Letztere führte nicht nur zu einer deutlichen Verbesserung aller Blutfett- und Blutzuckerparameter, sondern auch zu einer spontanen Senkung der Kalorienaufnahme um 25 Prozent. Und zwar, ohne dass die Probanden dies beabsichtigt oder bemerkt hätten. Dagegen führte die AHA-Diät zu einer Verschlechterung der Blutfettwerte.

Sie müssen nicht gleich streng nach Montignac leben, um von diesen Ergebnissen zu profitieren, zumal der gute Herr nur den Glykämischen Index, nicht aber die Glykämische Ladung beachtet hat. Aber die heutigen Empfehlungen für eine gesunde Ernährung gehen tatsächlich in diese Richtung. Mehr dazu am Ende dieses Kapitels.

VORSICHT FALLE

Der Glykämische Index ist ein Kriterium bei der Auswahl der Lebensmittel, aber nicht das einzige. Wer Chips für besser hält als Kartoffeln, weil der GI aufgrund des Fettgehaltes niedriger ist, tut weder seiner Gesundheit noch der Figur etwas Gutes.

Proteine:
Viel Eiweiß, dicke Muckies?

Nicht die Bodybuilder brauchen am meisten Eiweiß

Die Hauptaufgabe der Proteine liegt eigentlich darin, die verschiedensten Körperstrukturen zu bilden – unter anderem die Muskulatur. Der Bedarf liegt etwa bei 0,8 g pro Kilo Körpergewicht, und dieser Wert schließt Sicherheitszuschläge bereits ein. Da Eiweiße mitunter jedoch auch zur Energiegewinnung genutzt werden, sind es die Ausdauersportler und nicht die Bodybuilder, die den höchsten Proteinbedarf haben. Selbst dieser Mehrbedarf wird aber locker mit der deutschen Durchschnittskost gedeckt. Da Eiweiß gut sättigt und einen günstigen Effekt auf die Figur hat, ist jedoch gegen einen höheren Anteil in der Ernährung bei gesunden Menschen nichts einzuwenden, solange dieser aus natürlichen Quellen stammt. Proteinshakes sind überflüssig.

Baustoff des Körpers

Jedes Eiweiß besteht aus einer oder mehreren Ketten von Aminosäuren, von denen es insgesamt 20 gibt. Die meisten kann der Körper durch den Umbau anderer Aminosäuren selbst herstellen, das setzt aber ein ausreichend großes allgemeines Angebot und eine möglichst vielfältige Mischung verschiedener Aminosäuren voraus. Beim gesunden Erwachsenen gelten streng genommen nur noch zwei Aminosäuren – nämlich Lysin und Threonin – als essenziell, also unbedingt mit der Nahrung zu verzehren. Generell sind Proteine tierischer Herkunft als hochwertiger anzusehen, weil ihre Zusammensetzungen eher den vom Menschen benötigten Mengen an Aminosäuren entsprechen. Durch Kombination verschiedener pflanzlicher Proteinquellen kann man diesen Nachteil jedoch wettmachen.

Die eigentliche Aufgabe der Proteine liegt darin, sämtliche Körperstrukturen zu bilden (Muskeln, Bänder, Knochen, Organe), Transportmittel für die verschiedensten Substanzen zu sein, als Enzyme fast alle chemischen Reaktionen zu lenken und das Immunsystem zu

GESUNDE UND SCHLANKE ERNÄHRUNG

bilden. Zudem werden aus Aminosäuren einige Hormone und Boten-stoffe des Nervensystems hergestellt.

Dennoch werden nicht nur die über den Bedarf gegessenen Proteine zur Energiegewinnung genutzt; die körpereigenen Eiweiße werden nämlich ständig ausgetauscht, und der abgebaute Teil wird verheizt. Unterm Strich werden deshalb genau so viel Proteine als Energie genutzt, wie Sie gegessen haben – es sei denn, Sie trainieren sich gerade neue Muskelmasse an.

Mehr Eiweiß = mehr Muskeln?

Den Bedarf an Proteinen berechnen Wissenschaftler, indem sie den Verlust des Elements Stickstoff ermitteln, den der Körper ausschließlich aus Eiweißen bezieht und der in allen Aminosäuren enthalten ist. So gehen täglich durch Ausscheidung, Haarausfall und Hautabschuppung etwa 0,45 Gramm pro Kilogramm Körpergewicht verloren. Dazu addiert man einen Sicherheitszuschlag und berücksichtigt damit, dass man nicht immer optimale Eiweißkombinationen mit allen notwendigen Ami-nosäuren aufnimmt und diese auch nicht hundertprozentig verdaut. So kommen die Forscher auf eine Zufuhrempfehlung von 0,8 g pro Kilogramm Körpergewicht für einen gesunden Erwachsenen. Ein 85 kg schwerer Mann käme also mit 68 g Protein täglich locker aus.

Als Sportler würde er tatsächlich mehr brauchen – aber nicht in den Mengen, die in manchen Sporternährungsbüchern genannt werden. Bis zu 4 g/kg Körpergewicht wird dort empfohlen. «Das ist mit Sicherheit zu viel», sagt die Gießener Ernährungswissenschaftlerin Alexandra Schek, die verschiedene Studien zum Eiweißbedarf ausge-wertet hat. Bei Muskel erhaltendem Krafttraining ergibt sich ein Mehrbedarf von nur 0,1 g/kg Körpergewicht täglich; in der Aufbau-phase kommen weitere 0,05 g/kg hinzu. Für Kraftsportler reichen also 0,95 g Protein pro Kilogramm Körpergewicht täglich. «Selbst ein extrem hoher Muskelzuwachs von zehn Kilogramm pro Jahr ist damit noch abgedeckt», sagt Dr. Klaus-Jürgen Moch, Proteinexperte von der Universität Gießen. Mit der üblichen Mischkost nimmt Dieter Durchschnitt aber bereits mehr auf: Täglich futtern Deutsche im Mittel 1,2 g Protein pro Kilo.

Doch mehr Proteine produzieren nicht mehr Muckis. «Eine Reihe von Studien zeigt, dass eine zusätzliche Proteinzufuhr selbst bei stark bela-stendem Training keine Erhöhung von Muskelmasse oder -kraft bewirkt», heißt es in der neuesten Zusammenfassung der Forschung zur Nährstoffzufuhr, herausgegeben unter anderem von der Deutschen Gesellschaft für Ernährung (DGE). Zwar gibt es auch Studien, die darauf hindeuten, dass für ein optimales Ergebnis beim Muskelaufbau größere Mengen an Proteinen gegessen werden müssen, «allerdings sind die mit weniger als zehn Probanden wenig aussagekräftig und nicht darauf geprüft, ob die Teilnehmer sich mit Anabolika gepusht haben», fasst Peter Lemon vom Forschungslabor für angewandte Physiologie der Kent-State-Universität (USA) zusammen.

Dennoch gibt es einen Kraftsportlertyp, der von einer höheren Proteinzufuhr profitiert: Männer, die zugleich Muskeln auf- und Fett abbauen möchten. Denn sie müssen ja weniger Kalorien zu sich nehmen, als sie verbrauchen. Unter diesen Umständen ist der Proteinhaushalt erst bei einer höheren Zufuhr ausgeglichen. Bei einer Untersuchung ergab sich in diesen Fällen ein Bedarf von 1,6 g/kg Körpergewicht.

Diese Menge brauchen auch Ausdauersportler. Laufen, Joggen, Radfahren und Bergsteigen kosten den Körper Energie, die je nach Dauer und Intensität aus Kohlenhydraten und Fett bereitgestellt wird. Sind die Kohlenhydratreserven verbraucht, wird vermehrt Eiweiß verheizt. Bei intensiven Ausdauerbelastungen über mehr als zwei, drei Stunden wirft der Körper immer dieses Notaggregat an und bildet Glukose aus Aminosäuren, vor allem, um den Bedarf des Gehirns zu decken. Wann es an die Substanz geht, hängt allerdings nicht nur von der Belastung, sondern auch vom persönlichen Trainingszustand ab. Anfänger belasten sich zwar vielleicht nicht so stark, aber dafür funktionieren Kohlenhydrat- und Fettverbrennung noch nicht optimal. Folge: Es geht früher an die Eiweißreserven.

Mehr Eiweiß, weniger Speck!

Proteine sind gut für die Figur, ergaben Untersuchungen. In einer dänischen Studie verloren Versuchspersonen mit einer proteinreichen Kost (25 Prozent; 30 Prozent Fett, 45 Prozent Kohlenhydrate) in sechs Monaten fast doppelt so viel Gewicht wie bei halb so hohem Proteinanteil und dafür mehr Kohlenhydraten. Zudem schafften es in der «High-Protein»-Gruppe 35 Prozent der Probanden, mehr als zehn Kilo abzunehmen, in der Vergleichsgruppe waren es nur neun Prozent.

Offenbar machen proteinreiche Mahlzeiten lange satt. Das zeigt auch eine Studie der Tufts University in Boston. Die Probanden aßen entweder Eieromelett mit Tomaten und Spinat plus Obst zum Frühstück (30 Prozent Protein, 30 Prozent Fett, 40 Prozent Kohlenhydrate) oder ein Müsli mit fettarmer Milch (16 Prozent Protein, 20 Prozent Fett, 64 Prozent Kohlenhydrate); die Kalorienzahl war identisch. Allerdings nur beim Frühstück, denn die Probanden mit dem Müsli nahmen über den Rest des Tages verteilt 50 bis 80 Prozent mehr Kalorien zu sich als diejenigen, die mit dem Eieromelett begonnen hatten. Zwar wäre auch allein ein psychischer Effekt denkbar, der die Müsli-Esser zuschlagen ließ – nach dem unbewussten Motto: «Nach so einem gesunden Frühstück darf ich heute bestimmt ein Stück Kuchen verdrücken ...» – doch das ist unwahrscheinlich, denn andere, ähnlich aufgebaute Studien stützen das Ergebnis der Untersuchung.

Bei diesen Versuchen gab man den Probanden Testmahlzeiten (oft sind das Shakes) mit gleichem Gewicht und Energiegehalt, die auch ähnlich aussehen und schmecken, sich aber in der Nährstoffzusammensetzung unterscheiden. Das Ergebnis war immer: Je mehr Protein die Testmahlzeiten enthielten, desto stärker und länger machten sie satt, und desto geringer war die Kalorienaufnahme bei einem späteren «ad libitum»-Büfett.

Doch auch für die Gesundheit können Proteine etwas tun. Professor Bernhard Wolfe von der University of Westen Ontario (Kanada) kam bei mehreren Studien zu demselben Ergebnis wie auch die dänischen Forscher: Alle «bösen» Blutfettwerte sinken unter einer Kost mit mehr Proteinen und weniger Kohlenhydraten, während das «gute» Cholesterin steigt. Auch die Nurses-Health-Study mit 80 000 Probanden zeigte eine gesenkte Rate von koronaren Herzkrankheiten bei hoher Proteinzufuhr.

«Ad libitum» oder abgekürzt «ad lib.» sagen Wissenschaftler, wenn die Versuchspersonen etwas selbst bestimmen dürfen. Bei Studien zum Thema Ernährung geht es meist um die Auswahl und Menge von Nahrungsmitteln, die nicht vom Versuchsleiter vorgegeben werden.

Was sind Purine?

Purine sind Bausteine der Erbsubstanz DNA und deren Verwandten. Sie sind somit mehr oder weniger konzentriert in allen Nahrungsmitteln enthalten. In der Leber werden sie zu Harnsäure (Urea) umgewandelt und über die Nieren ausgeschieden. Bei einem Spiegel von mehr als 6,4 mg / dl Blut besteht die Gefahr, dass die Harnsäure Kristalle bildet, die sich in den Gelenken und als Steine in den Harnwegen ablagern und so zu Schädigungen und starken Schmerzen führen. Männer sind deutlich häufiger betroffen als Frauen, was auf hormonelle Ursachen zurückgeführt wird.

VORSICHT FALLE

Oft wird vor einer eiweißreichen Kost gewarnt, weil sie viele Purine enthält (vor allem Fleisch und ganz besonders Innereien, Krustentiere und einige Hülsenfrüchte), die das Auftreten von Gicht begünstigen können. Doch erstens liegt der Erkrankung immer auch eine genetische Anfälligkeit zugrunde, zweitens sinkt das Risiko, zu viel Purine aufzunehmen, wenn man im Rahmen seines Kalorienbedarfs bleibt. Gichtpatienten sind meistens übergewichtig. Sie können das Risiko weiter senken, indem Sie nur wenig Alkohol trinken.

Auch die Behauptung, zu viel Protein belaste die Nieren, ist offenbar nur dann richtig, wenn diese bereits geschädigt sind. Für Gesunde gilt: Zwar ist die Menge des Abfallprodukts Harnstoff, der über die Nieren ausgeschieden wird, umso größer, je mehr Protein gegessen wird. Wenn man jedoch genug trinkt, ist das kein Problem, fanden die Kopenhagener Forscher heraus – jedenfalls nicht bei Mengen, die man mit «normalen» Lebensmitteln erreichen kann. In ihren Versuchen wuchsen die Nieren der Probanden unter proteinreicher Kost und passten sich auf diese Weise den gestiegenen Anforderungen an. Genug trinken heißt: «Pro 0,7 g Protein/kg Körpergewicht sollte ein Liter Flüssigkeit getrunken werden», sagt Ernährungswissenschaftler Moch. Bei der typischen Durchschnittszufuhr der Deutschen von 1,2 g pro Kilo wären das also knapp zwei Liter, die mindestens durch die Nieren rauschen sollten.

GESUNDE UND SCHLANKE ERNÄHRUNG

Alkohol – Nicht nur Futter für den Bierbauch

Moderates Trinken für eine gute Figur

Über den positiven Effekt von mäßigem Alkoholkonsum auf die Gesundheit gibt es inzwischen keinen Zweifel mehr. Bei einem Genuss von etwa 32 g pro Tag für Männer (etwa 0,34 Liter Wein oder 0,75 Liter Bier) ist sowohl das Risiko, an einem Herzinfarkt oder Schlaganfall zu sterben, als auch die Gesamtsterblichkeit statistisch am niedrigsten. Und möglicherweise kann ein «Gläschen in Ehren» auch Ihrer Figur gut tun ...

Alkohol hat keinen guten Ruf unter Ernährungsfachleuten. Denn er hat nicht nur fast so viele Kalorien wie Fett (7 kcal/g), sondern wird zudem als Erstes verdaut und hemmt dadurch die Verbrennung vor allem der Fette. So werden diese nicht verarbeitet, sondern im Speck eingelagert. Das gilt aber

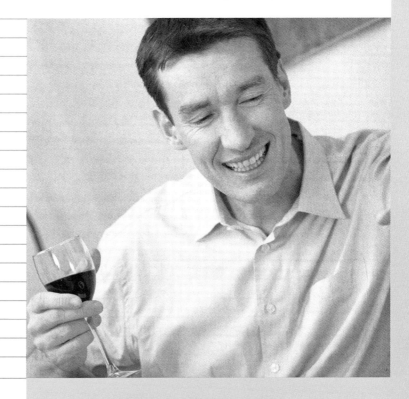

nur für eine überkalorische Ernährung: wenn Sie also mehr essen, als Sie verbrauchen. Gemäßigter Alkoholgenuss scheint nach den Ergebnissen zahlreicher Beobachtungsstudien dagegen trotz seiner Kalorien keinen Einfluss auf das Körpergewicht zu haben. Warum, ist jedoch unklar. Möglicherweise liegt die Ursache darin, dass regelmäßiger moderater Alkoholgenuss zu niedrigeren Insulinspiegeln und einer geringer ausgeprägten Insulinresistenz führt. Vielleicht tragen ja ein kühles Glas Bier oder ein süffiger Schoppen auch dazu bei, genussvoller und dadurch weniger zu essen, anstatt eine Mahlzeit in sich reinzuschaufeln?

Mit einer maßvollen Menge Alkohol schützen Sie auch Ihr Herz-Kreislauf-System – dafür könnten ebenfalls die Wirkungen auf den Insulinspiegel mitverantwortlich sein. Zudem wirkt Alkohol leicht senkend auf den Spiegel des «bösen» LDL-Cholesterins, hebt aber gleichzeitig den Pegel des «guten» HDL stark an. Gleichzeitig wird das Blutgerinnungssystem positiv beeinflusst. Die Studien sind so eindeutig, dass das American College of Cardiology Alkoholabstinenz offiziell als «Risikofaktor» für koronare Herzkrankheiten eingestuft hat! Die Menge, die statistisch den meisten Nutzen und den wenigsten Schaden bringt, liegt ziemlich übereinstimmend bei etwa 32 g Alkohol pro Tag für Männer und 24 g für Frauen.

> Zum Umrechnen der Volumenprozent-Angaben auf den Flaschen müssen Sie diese mit acht multiplizieren. Dann wissen Sie den Gehalt an Alkohol in Gramm pro Liter.

Natürlich spielen wiederum verschiedene Faktoren eine Rolle. Mehrere Studien ergaben: Wer schon günstige Cholesterinwerte hatte, profitierte vom Alkohol nicht, Raucher in mehreren Studien auch nicht; Ex-Raucher dagegen stark. Bei Bewegungsfaulen zeigte sich keine Wirkung, ganz im Gegenteil zu Sportlern. Experten vermuten sogar, dass möglicherweise gar nicht der «Sprit» die Schutzwirkung ausübt, sondern die Persönlichkeitsstruktur. Denn wer in Maßen genießen kann, ist meist anders gestrickt als verkniffene Nein-Sager oder gierige Typen. Das könnte auch die positive Wirkung auf die Figur erklären.

VORSICHT FALLE

Wenn Ihre Leber nicht gesund ist oder Sie regelmäßig Medikamente einnehmen müssen, sollten Sie lieber weniger Alkohol trinken oder sogar ganz darauf verzichten. Trinken Sie auf keinen Fall Alkohol, wenn Sie Schmerzmittel (vor allem Paracetamol) eingenommen haben.

GESUNDE UND SCHLANKE ERNÄHRUNG

Märchenstunde Ernährung

Mythen, die sich hartnäckig halten

Manche Behauptungen in der Ernährungswissenschaft (Ökotrophologie) halten sich beharrlich. Sicher haben Sie einige der folgenden Märchen auch schon gehört.

Eier erhöhen den Cholesterinspiegel

Ein Dotter enthält über 200 mg Cholesterin, da ist es doch logisch, dass der Verzehr vieler Eier den Cholesterinspiegel erhöht, oder? Aber wieder einmal ist die einfache Betrachtungsweise falsch. Denn Eidotter enthalten auch große Mengen Lecithin, das einen großen Teil des Eiercholesterins gar nicht erst in die Blutbahn gelangen lässt. Die Substanz verhindert dessen Aufnahme im Darm, und so wird das meiste einfach wieder ausgeschieden. Diese Entdeckung liefert eine weitere Erklärung dafür, warum in Studien nie ein Zusammenhang zwischen der Anzahl der wöchentlich gegessenen Eier und der Höhe des Cholesterinspiegels gefunden wurde – nicht mal bei einem Mann, der nachweislich 15 Jahre lang rund 24 Stück pro Tag vertilgte. Auch zwischen Eierkonsum und Herzinfarkten bzw. Schlaganfällen konnte kein Zusammenhang gefunden werden – untersucht wurde bei einer Harvard-Studie das Schicksal von 37 851 Männern und 80 082 Frauen. Die Leiter der Untersuchung resümierten – immer noch ganz vorsichtig –, dass mindestens der Verzehr von einem Ei pro Tag als unbedenklich angesehen werden könne.

Cholesterinarme Ernährung senkt den Blutwert

Nicht nur Eier haben wenig Einfluss auf den Cholesterinspiegel, auch Cholesterin aus anderen Quellen hebt den Blutwert kaum. Umgekehrt senkt der Verzicht ihn auch nur wenig, jedenfalls bei den meisten Menschen. Der Körper stellt Cholesterin selbst her. Kommt genug Nachschub von außen, wird die Eigenproduktion zurückgefahren; wäre ja sonst Verschwendung. Aber auch mit einer Zufuhr über den Bedarf weiß der Körper umzugehen: Er drosselt einfach die Aufnahme im Darm. Wie gut dieser Mechanismus funktioniert, zeigt sich eindrucksvoll bei

Völkern, die riesige Mengen cholesterinreicher Nahrung zu sich nehmen wie die Inuit oder die Massai.

Nur bei 15 bis 20 Prozent der Menschen funktioniert dieser Mechanismus nicht so optimal, wahrscheinlich aufgrund genetischer Unterschiede. Man nennt sie «Hyperresponder», weil sie auf ein Übermaß an Cholesterin in der Nahrung tatsächlich mit einem höheren Blutspiegel reagieren. Doch diese Tatsache rechtfertigt nicht, *alle* Menschen mit einem hohen Cholesterinspiegel mit einer cholesterinarmen Diät zu quälen – zumal es auf die Frage, was eigentlich «zu hoch» ist, auch keine einfache Antwort gibt. Derzeit schütteln die Ärzte bei mehr als 200 Milligramm pro Deziliter Blut besorgt den Kopf. Es gibt Hinweise darauf, dass es jedoch ganz auf die genetische Ausstattung ankommt, welcher Wert für einen Menschen zu hoch ist – also sein Risiko vergrößert, eine Herz-Kreislauf-Erkrankung zu entwickeln. Bei den meisten Herzinfarkt-Patienten liegt übrigens kein Cholesterinwert von über 200 vor.

Für gesunde Blutfettwerte scheint es wichtiger zu sein, viel Obst, Gemüse und Ballaststoffe zu essen als wenig Cholesterin. Ballaststoffe binden nämlich Gallensäuren im Darm und helfen so, überflüssiges Cholesterin schnell aus dem Körper zu befördern. Das Grünzeug liefert nicht nur jede Menge von den löslichen Ballaststoffen, die das am besten können, sondern auch Vitamine und andere Schutzstoffe, deren genaue Wirkmechanismen man oft noch gar nicht kennt.

Fleisch verursacht Krebs

Untersucht wurde dies bisher nur beim Darmkrebs. Nach Angaben der «European Cancer Prevention Organisation» fanden nur drei Studien einen Zusammenhang zwischen Fleisch und Krebsentstehung (alle aus den USA), 13 kamen zu einem gegenteiligen Ergebnis (alle aus Europa). Wahrscheinlich entstehen bei bestimmten Zubereitungsarten Krebs fördernde Stoffe (vor allem bei scharfem Anbraten und Grillen, was in Amerika ziemlich beliebt ist). Wenn Sie diese Formen der Zubereitung nur selten anwenden, hochwertiges Fleisch kaufen und es mit viel Gemüse kombinieren, ist aus gesundheitlicher Sicht auch gegen eine tägliche Portion nichts einzuwenden. Ob das Fleisch weiß ist oder rot, ist übrigens egal.

GESUNDE UND SCHLANKE ERNÄHRUNG

Rohkost ist besser als Verarbeitetes

Der wahre Kern: In rohem Obst und Gemüse stecken mehr Vitamine und Mineralien als in gekochtem – aber was nützt das, wenn sie durch eine zu gute «Verpackung» für den Körper unerreichbar sind? So stecken Carotinoide oft in außerordentlich robusten Zellen, die kaum durch Kauen oder die Verdauungsprozesse in Magen und Darm geknackt werden können. Aus harten Gemüsen wie Karotten, Kürbis oder Broccoli werden im Rohzustand maximal vier Prozent der Carotinoide vom Körper aufgenommen – und das auch nur, wenn die Gemüse fein zerkleinert und gründlich gekaut werden. Dadurch bleiben die orangegelben Farbstoffe, die als Vorstufen von Vitamin A für die Sehfähigkeit not-

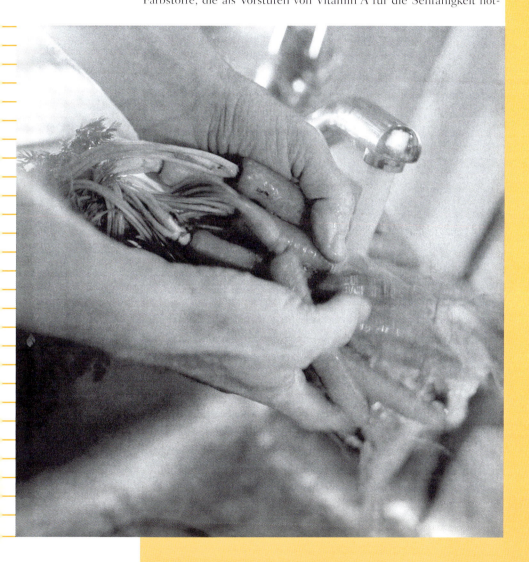

wendig sind und als Schutz gegen freie Radikale angesehen werden, für den Organismus unerreichbar und landen im Klo. Erst Hitze knackt den Panzer.

Viele Nahrungsmittel enthalten zudem Giftstoffe, die durch Hitze zerstört werden müssen. Dazu gehören vor allem Getreide, Bohnen, Rote Bete, Rüben und Kartoffeln. Letztere werden durch Hitze überhaupt erst zum Lebensmittel, denn ihre Stärkekörner sind roh zu groß, um vom Körper genutzt werden zu können. Auch Milch und Eier können roh gefährlich sein. Bei den Eiern sind es nicht nur die Salmonellen, die durch Hitze gekillt werden müssen; im Eiklar steckt die Substanz Avidin, die roh nur schwer verdaulich ist und Bauchschmerzen verursachen kann. Außerdem verhindert sie die Verwertung des Biotins, das für gesunde Haut, Haare und Nägel gebraucht wird. Rohmilch kann durch Keime verunreinigt sein, doch sie selbst abzukochen ist keine gute Idee. Im Gegensatz zum schonenderen industriellen Pasteurisieren kriegt man auf dem heimischen Herd garantiert alle Nährstoffe klein.

Nur bei Obst kann man getrost auf die Hitzebehandlung verzichten. Im Vergleich zu den meisten Gemüsen besitzt es sehr viel feinere Zellstrukturen, die bereits beim Kauen aufplatzen. Saft ist nur ab und zu eine Alternative, denn durch das Auspressen gehen wertvolle Ballaststoffe verloren, und auch die Nährstoffe direkt unter der Schale erwischt man nicht. Da viele Vitamine empfindlich gegen Sauerstoff und Licht sind, sollte man Saft am besten frisch pressen und sofort trinken, wenn man wirklich etwas davon haben will.

Salz verursacht hohen Blutdruck

Nicht unbedingt. Aufgrund genetischer Unterschiede reagieren manche Menschen unter salzarmer Kost zwar mit einer Blutdruckabsenkung, andere aber nicht. Dabei spielt es keine Rolle, ob der Blutdruck zuvor erhöht war. Wer nicht «salzsensitiv» ist, hat also nichts davon, auf jedes Körnchen zu achten. Und es gibt auch keine Hinweise darauf, dass salzarme Kost bei salzempfindlichen Menschen die Entwicklung eines hohen Blutdrucks verhindern könnte. Mit anderen Worten: Eine ganze Reihe Menschen wird grundlos mit dem Gebot des Salzverzichts gegängelt.

Die salzarme Kost einzuhalten macht nur Sinn, wenn bei einem Hypertoniker individuell festgestellt wurde, dass sie bei ihm den Blutdruck tatsächlich senkt. Den gleichen Effekt kann man oft aber

GESUNDE UND SCHLANKE ERNÄHRUNG

auch schon erreichen, indem der Patient mehr Obst und Gemüse in seine Ernährung einbaut. Für ältere Menschen kann der ewige Aufruf zum Salzverzicht sogar gefährlich werden, denn je weniger der weißen Würze sie zu sich nehmen, desto schwächer wird ihr ohnehin schon unterentwickelter Durst. Manche trocknen so aus, dass sie mit schwersten Kreislaufproblemen im Krankenhaus landen.

Dennoch soll dies kein Plädoyer für hemmungsloses Salzen sein – dafür ist es als Gewürz zu phantasielos. Bevor Sie den Streuer schwingen, sorgen Sie zum Beispiel mit frischen Kräutern für mehr Geschmack.

Biogemüse enthält mehr Nährstoffe als herkömmliches «Grün»

Mehrere Untersuchungen zeigen, dass sich der Nährstoffgehalt von Ökogemüse nicht wesentlich von anderem unterscheidet. Interessant ist mehr das, von dem man weniger bekommt, nämlich Schadstoffe. Ganz ohne kann aber auch Biogemüse nicht sein, schließlich wachsen die Pflanzen an der gleichen Luft und bekommen den gleichen Regen ab wie die anderen auch. Zudem sollte man genau hinsehen: Vor allem in Supermärkten liegt Bioware oft länger herum als andere und sieht dementsprechend aus. Was vor sich hin schrumpelt, enthält garantiert nicht mehr die volle Dröhnung an Vitaminen. Die Entscheidung für Bioware ist eher eine politische: Man unterstützt damit eine schonendere Anbauweise.

Mit einer Multivitamintablette täglich ist man auf der sicheren Seite

Es gibt nur wenig Fälle, in denen die Einnahme eines bestimmten Nährstoffs in Pillenform als nützlich belegt ist; ein Beispiel ist Folsäure für Frauen in gebärfähigem Alter. Man hat festgestellt, dass sich durch die Einnahme von Folsäure eine Spina bifida (offener Rücken) beim Nachwuchs vermeiden lässt. Für diesen Effekt reicht es jedoch nicht, mit der Einnahme erst während der Schwangerschaft anzufangen. Doch Sie sind keine junge Frau, und wenn sonst kein Vitamin- oder Mineralstoffmangel bei Ihnen festgestellt wurde, gibt es keinen Grund, Pillen einzuwerfen. Es ist ein Irrtum zu glauben, dass Sie damit eine miese Ernährung ausgleichen könnten.

Denn offenbar besteht die Wirkung von Antioxidantien entweder nur im «natürlichen Gefüge» oder zusammen mit anderen wirksamen Komponenten der Nahrung. Das zeigte sich zum Beispiel in einer Studie mit 34 000 Frauen, bei denen die Einnahme von Vitamin-E-Tabletten über sieben Jahre keinen Einfluss auf die Todesrate durch Herzinfarkte hatte – die Zufuhr von Vitamin E über natürliche Quellen dagegen schon. Dabei war der Effekt umso größer, je mehr Vitamin E die Teilnehmerinnen gegessen hatten. Auch geringere Mengen, als in den Tabletten enthalten waren, wirkten positiv.

Mehrere Fakten können dieses Ergebnis erklären. So ist der Körper darauf trainiert, die Fülle von Nährstoffen häppchenweise zugeführt zu bekommen, nicht konzentriert. Viele Vitamine und Mineralien kommen sich bei der Aufnahme und Verarbeitung gegenseitig in die Quere. Ebenso sinnlos, ja sogar kontraproduktiv ist es, ohne nachgewiesenen Mangel einzelne Nährstoffe isoliert einzunehmen. So macht Vitamine E nur dann freie Radikale unschädlich, wenn genügend Vitamin C vorhanden ist, um verbrauchtes «E» zu regenerieren. Andernfalls kann es (genauso wie andere Radikalfänger auch) selbst zum Radikal werden und dem Körper schaden. Es gibt unzählige solcher Beispiele, die zeigen: Wer an einem Rad dreht, bewegt hundert andere. Natürlich ist das auch bei «echten» Nahrungsmitteln der Fall, doch wenn Sie abwechslungsreich essen (nicht immer bloß Äpfel), braucht Sie das nicht zu kümmern.

Noch etwas spricht gegen Vitamine und Mineralien in Tablettenform: So «multi» wie echte Nahrung kann eine Pille gar nicht sein. Bisher kennt man 30 000 Phytochemikalien – das sind die Stoffe, die in der Pflanze zum Beispiel für Farbe und Geruch sorgen –, die Zahl könnte Schätzungen zufolge jedoch auch in die Hunderttausende gehen. Mit gemischter Kost nimmt man täglich etwa 1,5 g davon zu sich. Es kristallisiert sich heraus, dass diese Stoffe krebshemmend, Bakterien tötend, immunstimulierend und Cholesterin senkend wirken können – aber auch unbekömmlich bis giftig. Manche für jeden, manche nur für Menschen mit bestimmter Genkombination. Da man nicht weiß, welche Sorten in welchen Mengen bei wem was bewirken – die Stoffe beeinflussen sich nämlich auch gegenseitig –, ist man nur mit einer abwechslungsreichen Kost auf jeden Fall auf der sicheren Seite.

GESUNDE UND SCHLANKE ERNÄHRUNG

Die Zauberformel gesunder Ernährung

Die renovierte Pyramide

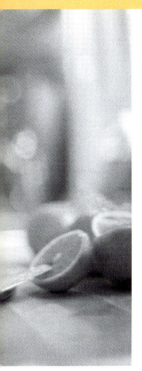
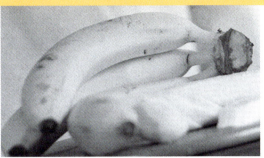

Vergessen Sie erst einmal sämtliche Prozentzahlen – die haben allenfalls akademischen Wert. Die Ernährung danach auszurichten, wie viel Hundertstel der verzehrten Kalorien aus Fett, Proteinen und Kohlenhydraten stammen, ist im täglichen Leben absolut unpraktikabel, für Laien sowieso. Und weil das den Experten eigentlich schon lange klar ist, wurde die Ernährungspyramide erfunden. Sie soll eine wünschenswerte Zusammenstellung der verschiedenen Lebensmittel verdeutlichen. Was man in Mengen futtern soll, bildet die Basis; in der Spitze befinden sich die selten zu verzehrenden Nahrungsmittel.

Aufgrund der neuen Forschungserkenntnisse kursieren inzwischen die verschiedensten Vorschläge für eine renovierte Pyramide – allerdings fast ausschließlich in der Fachwelt; Otto Normalesser bekommt noch immer das einsturzgefährdete alte Bauwerk präsentiert, in dem noch sechs bis elf Portionen Kohlenhydrate (auch stärkereiche) empfohlen werden. Hier dagegen finden Sie den Men's-Health-Vorschlag für den Neuaufbau der Ernährungspyramide und dazu ein paar ausführlichere Erläuterungen.

DIE MEN'S-HEALTH-ERNÄHRUNGSPYRAMIDE

Quelle: Harvard Health Online (verändert)
Graphik: Antje Graf

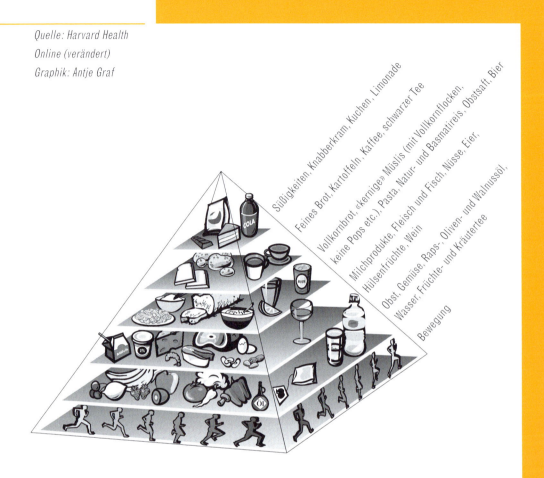

Süßigkeiten, Knabberkram, Kuchen, Limonade

Feines Brot, Kartoffeln, Kaffee, schwarzer Tee

Vollkornbrot, «kernige» Müslis (mit Vollkornflocken, keine Pops etc.), Pasta, Natur- und Basmatireis, Obstsaft, Bier

Milchprodukte, Fleisch und Fisch, Nüsse, Eier, Hülsenfrüchte, Wein

Obst, Gemüse, Raps-, Oliven- und Walnussöl, Wasser, Früchte- und Kräutertee

Bewegung

GESUNDE UND SCHLANKE ERNÄHRUNG

Flüssigkeit tanken

Wasser wird für fast alle Stoffwechselvorgänge gebraucht – wer zu wenig davon getankt hat, dessen Körper läuft also nicht rund. Vor allem im Gehirn macht sich schon ein geringer Verlust an Körperflüssigkeit durch Müdigkeit, Konzentrationsprobleme, einen schlappen Kreislauf und Kopfschmerzen bemerkbar. Durst ist jedoch ein schlechter «Wasserstandsanzeiger», er schlägt erst Alarm, wenn der Körper schon in Not ist. Zwei Liter Flüssigkeit sollten Sie täglich mindestens wegschlabbern, bei Sport und Hitze mehr – wenn der Urin sehr hell ist, sind Sie auf der richtigen Seite.

Den größten Teil Ihrer Flüssigkeitszufuhr sollten Sie mit Wasser bestreiten. Wenn Ihnen das zu langweilig ist, können Sie eine ausgepresste Zitrone pro Liter dazugeben oder gleich aromatisiertes Wasser kaufen. Alternativen sind Früchte- oder Kräutertee, am besten ohne oder mit ganz wenig Zucker oder Süßstoff. Wenn Ihre Zunge viel Zucker gewöhnt ist, braucht sie allerdings ein wenig Training, um auch an weniger Süße wieder Geschmack zu finden. Trinken Sie deshalb nicht gleich von heute auf morgen Ihren Tee pur – das würde Ihnen nur die Lust darauf verderben –, sondern reduzieren Sie den Zucker peu à peu. Übrigens: Manche Sorten brauchen auch ein kleines bisschen Süße, um ihren Geschmack voll entfalten zu können. Genießen Sie das ruhig.

Zucker-Limos sollten die Ausnahme sein; besser sind Saftschorle oder Diät-Limonade als Abwechslung von der Wasser-Routine. Saft pur und Milch sollten Sie mehr als kleine Mahlzeit denn als Getränk betrachten, denn beide enthalten recht viele Kalorien, aber auch viele Nährstoffe.

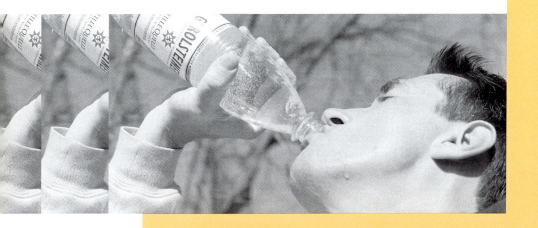

Sportgetränke

Es gibt keine offizielle Vorgabe darüber, was in einem Sportgetränk drin sein muss, deshalb kann sich jede Brause so nennen. Was aus der Sicht der Sporternährung drin sein muss, hängt von der Belastung und dem Ziel des Sportlers ab.

Bei Training bis zu einer Stunde kommt es nur auf den Flüssigkeitsnachschub an. Die verloren gegangenen Mineralien und Kohlenhydrate kann man sich locker während der nächsten Mahlzeit zurückholen. Also: Mineralwasser reicht. Wer nicht auf die Kalorien achten muss, kann auch eine Saftschorle trinken (optimales Mischungsverhältnis 1 : 5, also z. B. 100 ml Saft auf 500 ml Wasser).

Ab einer Stunde wird die Zusammensetzung des Wassers wichtig. Es sollte unbedingt Natrium enthalten, denn dieses bindet das Wasser und macht es so erst für den Körper verfügbar. Zudem regt es das Durstgefühl an und animiert dazu, mehr zu trinken. 5 bis 10 mg pro 100 ml sind ideal. Wer nicht abnehmen will, braucht außerdem Kohlenhydrate (z. B. aus Saft), vor allem bei Kraft raubenden Sportarten. Der Kohlenhydratgehalt sollte bei 6 bis 8 g pro 100 ml liegen; in dieser Konzentration kann der Körper den Energielieferanten am schnellsten aufnehmen (Saftschorle im Verhältnis 1 : 3 mischen). Wichtig ist wiederum das Natrium, denn ohne dieses Mineral können die Kohlenhydrate im Darm nicht resorbiert werden.

Erst bei mehr als drei Stunden Sport müssen Sie sich über andere Elektrolyte als Natrium Gedanken machen. Zwar gehen mit dem Schweiß auch Mineralien verloren, doch selbst wenn es heiß ist, entsteht während dieser Zeitspanne noch kein Mangel. Ein zu hoher Gehalt an Mineralien würde jedoch die Fließeigenschaften des Blutes verschlechtern – was man mit der Zufuhr von Flüssigkeit ja gerade verhindern will. Deshalb sollten folgende Werte nicht überschritten werden: Magnesium 15 mg, Calcium 30 mg, Kalium 25 mg pro 100 ml. Diese Mengen orientieren sich an den höchsten Verlusten, die im Schweiß von Leistungssportlern gefunden wurden. Für die meisten «normalen» Sportler darf es ruhig etwas weniger sein. Ideal wäre auch ein Verhältnis von Calcium zu Magnesium von 2:1, denn die beiden Mineralien nutzen das gleiche Transportsystem in die Zellen.

Nach dem Training kann man ein Regenerationsgetränk schlucken, aber das ist fast nur für hart trainierende Leistungssportler sinnvoll. Wer auf seine Figur achten will, würde damit schnell über die Kaloriengrenze kommen.

Obst und Gemüse: nie genug

Über die Vorzüge von Obst und Gemüse muss hier wohl nicht noch mal referiert werden, das ganze Buch ist ja voll von Lobeshymnen. Wurde eigentlich schon erwähnt, dass die Früchtchen auch super lecker schmecken? Egal, darauf kommen wir auf jeden Fall noch zurück. «Fünf am Tag» empfiehlt die Deutsche Gesellschaft für Ernährung und meint damit Portionen – und das schaffen die meisten schon nicht. Hören Sie auf, in Gedanken mitzuzählen – schlagen Sie einfach so oft zu, wie es geht. Jeder Bissen zählt! Tomate oder Gurke zum Käsebrot sind der Hit, als Zwischenmahlzeit können Sie sich einen Apfel oder eine Banane in eine Schale schnippeln und Hüttenkäse dazu essen. Pürieren Sie sich ein paar Himbeeren (tiefgefroren und kurz in der Mikrowelle aufge-

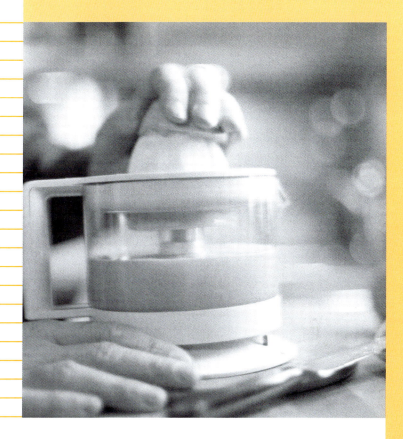

taut) und rühren Sie sie in Joghurt oder Buttermilch. Schneiden Sie als Knabberei Paprika und Möhren in Streifen, und dippen Sie diese in Tzaziki oder Kräuterquark. Mit der Zeit werden Ihnen noch mehr leckere Ideen kommen. Übrigens ist auch Saft ab und zu okay, er kann als eine Portion pro Tag gelten.

Nussknacker werden

Nüsse und Samen (Sonnenblumen-, Kürbis- und Pinienkerne, Sesam …) hatten lange einen zweifelhaften Ruf, weil sie viel Fett enthalten. Lassen Sie sich davon nicht schocken, denn die Dinger sind lecker, sättigen gut und haben sich in mehreren Studien als absoluter Knaller in Sachen Herzgesundheit erwiesen. Wenn Sie also der kleine Hunger überkommt, dann knabbern Sie doch einfach mal eine Hand voll Nüsse. Als Zutat zu Salaten oder Gemüsegerichten sind die Nährstoffbomben unschlagbar gut. Besonders, wenn Sie sie vorher in einer Pfanne ohne Fett ein bisschen anrösten.

Weder Fleisch noch Fisch? Doch!

Sie dürfen ruhig öfter als dreimal pro Woche Fleisch essen, solange Sie magere Sorten wählen und auch in Qualität investieren – das bekommt Ihrer Gesundheit, Ihrem Gewissen und Ihrer Zunge gleichermaßen. So hat Fleisch von Rindern, die Grünfutter wiederkauen durften, ein viel günstigeres Verhältnis von Omega-6- zu Omega-3-Fettsäuren von 6:1. Bei Rindern, die mit Getreide gefüttert werden, ist der Anteil der «Sechser» 2- bis 3-mal höher.

Fisch sollte mindestens zweimal pro Woche auf Ihrem Teller liegen. Die begehrten Omega-3-Fettsäuren sowie Jod und Fluor bekommen Sie allerdings nur von den fetten Kaltwasserfischen wie Thunfisch, Hering, Makrele und Lachs.

Ölzeug

Besonders empfehlenswert sind Raps- und Olivenöl mit ihrem hohen Gehalt an einfach ungesättigten Fettsäuren. Rapsöl enthält zudem viel alpha-Linolensäure (Omega 3). Zu ihren Gunsten sollten Sie andere Öle und Fette einschränken. Gute Omega-3-Lieferanten sind auch Lein-, Soja- und Walnussöl, doch liefern diese gleichzeitig schon wieder recht große Mengen Omega-6-Fettsäuren, so dass sich kein ideales Verhältnis ergibt.

Nicht nur zu Ostern

Seitdem sich herumspricht, dass Eier den Cholesterinspiegel nicht besonders anheben, sind sie als wertvoller Bestandteil der Ernährung rehabilitiert. Es sind Nährstoffbomben, sättigen gut und liefern Proteine mit der optimalen Kombination von Aminosäuren. Endlich dürfen sie wieder öfter auf den Tisch.

Die Milch macht's

Milchprodukte sind eine wunderbare Quelle für Proteine und Calcium – und einfach köstlich und erfrischend. Ob Sie die fettarmen Varianten von Joghurt, Quark und Frischkäse wählen, ist Geschmackssache – auch hier muss die Zunge erst ein wenig trainiert werden. Zudem sind die Geschmacksunterschiede zwischen den einzelnen Firmen recht groß. Da fertiger Fruchtjoghurt & Co meist kaum Obst, dafür aber umso mehr Zucker

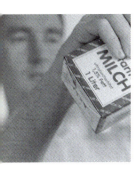
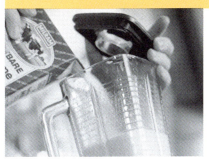
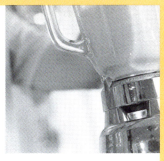

enthält, sollten Sie besser auf pure Produkte setzen und sich selber ein paar Früchte hineinschnippeln oder püriert unterrühren. Das gibt meist schon so viel mehr Geschmack, dass Sie viel weniger oder gar keinen Zucker mehr brauchen. Dennoch kann es gewöhnungsbedürftig schmecken, denn mit Aromen zugekleisterte Industrie-Fruchtjoghurts haben vielen die Geschmacksempfindung total verhunzt. Lassen Sie sich Zeit und machen Sie kein Dogma draus. Wenn Sie erst auf den echten Geschmack gekommen sind, werden Sie Ihren persönlichen Fruchtjoghurt nicht mehr missen wollen. Und falls Sie immer noch den Nussjoghurt von der Firma XY himmlisch finden: Genießen Sie ihn.

Brot: Besser kernig

Weißbrot gehört zu den Produkten mit dem höchsten Glykämischen Index, deshalb sollte man davon nur selten essen. Doch selbst Vollkornbrot steht dem kaum nach, wenn es aus fein gemahlenem Mehl hergestellt wurde. Am günstigsten für den GI sind grobe Sorten, vor allem aus Roggen mit Sauerteig. Auch bei den Frühstücksflocken sollten Sie auf kernige, möglichst unverarbeitete Müslis setzen und Flakes, Pops und Loops lieber links liegen lassen. Ausnahme sind die Bran Flakes von Kellogg's, die einen recht niedrigen GI haben.

Doch nicht alle Menschen können Vollkorngetreide gut vertragen. Das liegt vor allem daran, dass Getreide in der Menschheitsgeschichte ein sehr junges Nahrungsmittel ist. Bei manchen Menschen ist der Darm einfach nicht dafür ausgestattet, große Mengen Körner zu verarbeiten. Das macht sich vor allem durch Blähungen und Bauchschmerzen bemerkbar. Wenn Sie davon auch betroffen sind, sollten Sie es mit kleineren Portionen versuchen oder insgesamt weniger davon essen. Nicht vergessen: Viel trinken!

Beim Weizen (insbesondere Vollkorn) gibt es sogar Hinweise, dass durch den Verzehr Autoimmunkrankheiten wie Rheumatische Arthritis und Neurodermitis entstehen oder gefördert werden können. Es ist jedoch bisher unerforscht, wer unter welchen Umständen dafür anfällig sein könnte und welche Mengen man verzehren müsste, um gefährdet zu sein. Die Erfahrung von Ärzten zeigt jedoch, dass sich bei vielen Menschen, die von diesen Krankheiten betroffen sind, durch eine Ernährung ohne Weizen die Symptome bessern. Wenn Sie nicht dazu gehören und Ihr Körnerbrot gut vertragen, sollten Sie sich jedoch so lange nicht vom Genuss abhalten lassen, bis es dazu weitere Untersuchungen gibt.

Sättigungsbeilagen

Kartoffeln sind des Deutschen Liebstes, aber dennoch sollte man sie wegen ihres hohen Stärkegehaltes seltener essen. Das gilt vor allem für Sesselpuper; wer seine Muskeln regelmäßig arbeiten lässt, braucht da nicht so streng zu sein. Tipp: Lassen Sie die gekochten Erdäpfel abkühlen und wärmen Sie sie dann noch mal auf. So erhöht sich der Gehalt an resistenter Stärke, die der Körper nicht verwerten kann. Dadurch hebt sie nicht den Blutzuckerspiegel, beeinflusst aber die Darmflora positiv, denn die «guten» Bakterien dort mögen das Zeug.

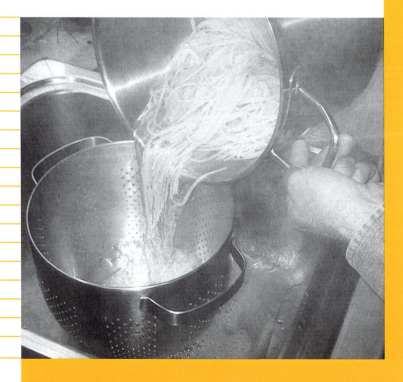

GESUNDE UND SCHLANKE ERNÄHRUNG

Besser als Kartoffeln sind Pasta aus Hartweizengrieß, am besten al dente gekocht, sowie Basmati- und Naturreis. Sie treiben den Blutzuckerspiegel durch die Art der Herstellung, den Aufbau der Stärke bzw. den Ballaststoffgehalt weniger in die Höhe. Für alle «Sättigungsbeilagen» gilt, dass sie mit viel Gemüse und/oder Hülsenfrüchten kombiniert werden sollten. Bis auf Saubohnen haben Letztere nämlich einen äußerst günstigen Glykämischen Index, enthalten viele Nähr- und Ballaststoffe und hochwertige Proteine. Da Bohnen und Linsen auch noch gut sättigen und wirklich lecker zubereitet werden können, sind sie echte Knaller in der Ernährung. Und das ist nicht zweideutig gemeint.

Kuchen, Süßkram, Knabbereien, Limonade

Klar: Davon sollten Sie nur wenig zu sich nehmen. Limonaden scheinen, nach einer Studie mit Schulkindern, eine besondere Gefahr für die Figur zu sein. Dabei hatte sich gezeigt, dass der tägliche Konsum von gezuckerten Getränken ein eigener Risikofaktor für das Dickwerden ist. Für jedes Glas oder jede Dose, die täglich getrunken wurde, ergab sich eine um das 1,6-fache vergrößerte Wahrscheinlichkeit, speckig zu werden. Als Ursache kommt sowohl die starke Wirkung gesüßter Flüssigkeiten auf den Blutzuckerspiegel infrage als auch die Tatsache, dass kalorienreiche Getränke normalerweise *zusätzlich* zur normalen Energiemenge getrunken werden, während die Kalorienmenge fester Süßigkeiten zumindest zum Teil woanders eingespart wird. Das allerdings setzt einen vernünftigen Umgang mit den Schleckereien voraus. Dazu mehr in Kapitel vier.

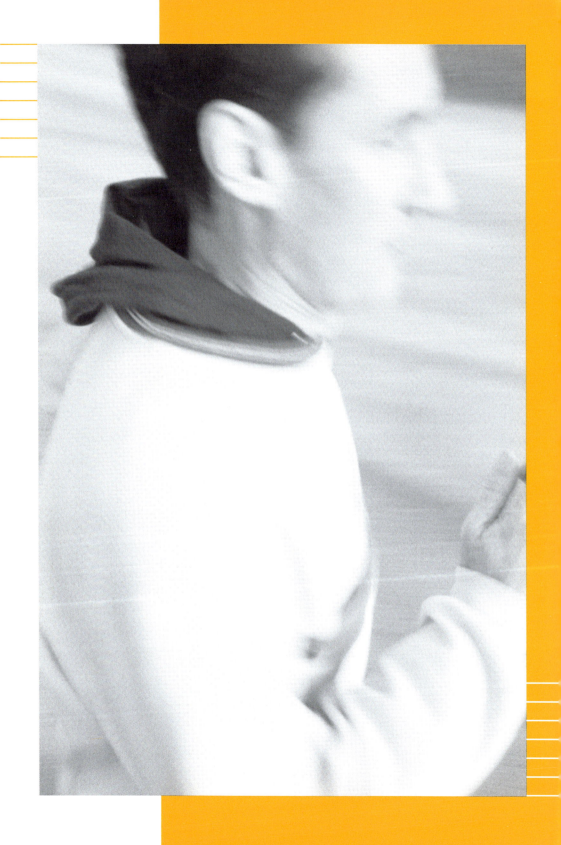

Angriff von zwei Seiten

So bekommen Sie

Ihr Fett weg

Sind Sie überhaupt zu dick? Und wenn ja: wie sehr?
Bevor Sie sich dem Thema Abnehmen widmen, sollten Sie zunächst diese
Fragen klären.

Zu klein für Ihre Kilos?

So bewerten Sie Ihr Gewicht

Um das Körpergewicht einschätzen zu können, gibt es verschiedene Methoden, von denen sich nicht alle für den Hausgebrauch eignen. Am bekanntesten sind immer noch die Berechnung von Normal- und Idealgewicht nach Broca. Diese Formeln sind jedoch vollkommen out, weil ziemlich ungenau. Derzeit arbeiten Ärzte und Ernährungswissenschaftler mit dem Body-Mass-Index (Körper-Masse-Index), kurz BMI, dessen Berechnungsformel der Wirklichkeit näher kommt, weil sie die Körpergröße stärker berücksichtigt. Der BMI wird folgendermaßen berechnet:

Gewicht : Körpergröße ^{2}

Ein 85 kg schwerer Mann von 1,80 m Größe müsste also rechnen:

$$85 : 1,80^2 = 85 : 3,24 = 26,23$$

Wie die Graphik auf der folgenden Seite zeigt, läge er mit einem BMI von rund 26 als junger Erwachsener schon über seinem optimalen Gewichtsbereich. Denn mit dem Alter verschiebt sich der «wünschenswerte» Gewichtsbereich ein wenig nach oben.

Wünschenswerter BMI

Alter	BMI
19–24 Jahre	19–24
25–34 Jahre	20–25
35–44 Jahre	21–26
45–54 Jahre	22–27
55–64 Jahre	23–28
ab 65 Jahre	24–29

Wenn Sie Ihren eigenen BMI wissen wollen, können Sie sich das Rechnen sparen und ihn in der Graphik auf der folgenden Seite ablesen. Dort erkennen Sie auch gleich, ob Sie damit im «grünen Bereich» liegen, unter- oder übergewichtig sind. Na?

BMI-WERTE FÜR JUNGE ERWACHSENE

Größe in Meter

Gewicht in kg	1,50	1,52	1,54	1,56	1,58	1,60	1,62	1,64	1,66	1,68	1,70	1,72	1,74	1,76	1,78	1,80	1,82	1,84	1,86	1,88	1,90	1,92	1,94	1,96	1,98	2,00
160	71	69	68	66	64	63	61	60	58	57	55	54	53	52	51	49	48	47	46	45	44	43	43	42	41	40
158	70	68	67	65	63	62	60	59	57	56	55	53	52	51	50	49	48	47	46	45	44	43	42	41	40	40
156	69	68	66	64	62	61	60	58	57	55	54	53	52	50	49	48	47	46	45	44	43	42	42	41	40	39
154	68	67	65	63	62	60	59	57	56	55	53	52	51	50	49	48	47	45	45	44	43	42	41	40	39	39
152	68	66	64	63	61	59	58	57	55	54	53	51	50	49	48	47	46	45	44	43	42	41	40	40	39	38
150	67	65	63	62	60	59	57	56	54	53	52	51	50	48	47	46	45	44	43	43	42	41	40	39	38	38
148	66	64	62	61	59	58	57	55	54	53	51	50	49	48	47	46	45	43	43	42	41	40	39	39	38	37
146	65	63	62	60	58	57	56	54	53	52	51	49	48	47	46	45	44	43	42	41	40	40	39	38	37	37
144	64	62	61	59	58	56	55	54	52	51	50	49	48	47	45	44	44	43	42	41	40	39	38	38	37	36
142	63	62	60	58	57	56	54	53	52	50	49	48	47	46	45	44	43	42	41	40	39	39	38	37	36	36
140	62	61	59	58	56	55	53	52	51	50	48	47	46	45	44	43	42	41	41	40	39	38	37	37	36	35
138	61	60	58	57	55	54	53	51	50	49	47	46	45	44	43	42	41	40	39	39	38	37	37	36	35	35
136	60	59	57	56	54	53	52	51	49	48	47	46	44	43	42	41	40	39	39	38	37	36	35	35	34	34
134	60	58	57	55	54	52	51	50	49	48	46	45	44	43	42	41	41	40	39	38	37	36	36	35	34	34
132	59	57	56	54	53	52	50	49	48	47	46	45	44	43	42	41	40	39	38	37	37	36	35	34	34	33
130	58	56	55	54	52	51	50	48	47	46	45	44	43	42	41	40	39	38	38	37	36	35	35	34	33	33
128	57	55	54	53	51	50	49	48	46	45	44	43	42	41	40	39	39	38	37	36	36	35	34	33	33	32
126	56	55	53	52	50	49	48	47	46	45	44	43	42	41	40	39	38	37	36	36	35	34	33	33	32	32
124	55	54	52	51	50	48	47	46	45	44	43	42	41	40	39	38	38	37	36	35	34	34	33	32	32	31
122	54	53	52	50	49	48	47	45	44	43	42	41	40	39	39	38	37	36	35	35	34	33	33	32	31	31
120	53	52	51	49	48	47	46	45	44	43	42	41	40	39	38	37	36	35	35	34	33	33	32	31	31	30
118	52	51	50	49	47	46	45	44	43	42	41	40	39	38	37	37	36	35	34	33	33	32	31	31	30	30
116	52	50	49	48	46	45	44	43	42	41	40	39	38	37	37	36	35	34	34	33	32	31	31	30	30	29
114	51	49	48	47	46	45	44	42	41	40	40	39	38	37	36	35	34	33	33	32	32	31	30	30	29	29
112	50	49	47	46	45	44	43	42	41	40	39	38	37	36	35	35	34	33	32	32	31	30	30	29	29	28
110	49	48	46	45	44	43	42	41	40	39	38	37	36	36	35	34	33	33	32	31	30	30	29	29	28	28
108	48	47	46	44	43	42	41	40	39	38	37	37	36	35	34	33	33	32	31	31	30	29	29	28	28	27
106	47	46	45	44	42	41	40	39	38	38	37	36	35	34	33	33	32	31	31	30	29	29	28	28	27	27
104	46	45	44	43	42	41	40	38	37	36	36	35	34	34	33	32	31	31	30	29	29	28	28	27	27	26
102	45	44	43	42	41	40	39	38	37	36	35	34	34	33	32	31	31	30	29	29	28	28	27	27	26	26
100	44	43	42	41	40	39	38	37	36	35	35	34	33	32	32	31	30	30	29	28	28	27	27	26	26	25
98	44	42	41	40	39	38	37	36	36	35	34	33	33	32	31	30	30	29	28	28	27	27	26	26	25	25
96	43	42	40	39	38	37	37	36	35	34	33	32	32	31	30	30	29	28	28	27	27	26	26	25	24	24
94	42	41	40	39	38	37	36	35	34	33	33	32	31	30	30	29	28	28	27	27	26	25	25	24	24	24
92	41	40	39	38	37	36	35	34	33	33	32	31	30	30	29	28	28	27	27	26	25	25	24	24	23	23
90	40	39	38	37	36	35	34	33	33	32	31	30	30	29	28	28	27	27	26	25	25	24	24	23	23	23
88	39	38	37	36	35	34	34	33	32	31	30	30	29	28	28	27	27	26	25	25	24	24	23	23	22	22
86	38	37	36	35	34	34	33	32	31	30	30	29	28	28	27	27	26	25	25	24	24	23	23	22	22	22
84	37	36	35	35	34	33	32	31	30	30	29	28	28	27	27	26	25	25	24	24	23	23	22	22	21	21
82	36	35	35	34	33	32	31	30	30	29	28	28	27	26	26	25	25	24	24	23	23	22	22	21	21	21
80	36	35	34	33	32	31	30	30	29	28	28	27	26	26	25	25	24	24	23	23	22	22	21	21	20	20
78	35	34	33	32	31	30	30	29	28	28	27	26	26	25	25	24	24	23	23	22	22	21	21	20	20	20
76	34	33	32	31	30	30	29	28	28	27	26	26	25	25	24	23	23	22	22	22	21	21	20	20	19	19
74	33	32	31	30	30	29	28	28	27	26	26	25	24	24	23	23	22	22	21	21	20	20	19	19	19	18
72	32	31	30	30	29	28	27	27	26	26	25	24	24	23	23	22	22	21	21	20	20	19	19	18	18	18
70	31	30	30	29	28	27	27	26	25	25	24	24	23	23	22	22	21	21	20	20	19	19	19	18	18	18
68	30	29	29	28	27	27	26	25	25	24	24	23	22	22	21	21	21	20	20	19	19	18	18	18	17	17
66	29	29	28	27	26	26	25	25	24	23	23	22	22	21	21	20	20	19	19	19	18	18	18	17	17	17
64	28	28	27	26	26	25	24	24	23	23	22	22	21	21	20	20	19	19	18	18	18	17	17	17	16	16
62	28	27	26	25	25	24	24	23	22	22	21	21	20	20	20	19	19	18	18	18	17	17	16	16	16	16
60	27	26	25	25	24	23	23	22	22	21	21	20	20	19	19	18	18	17	17	17	16	16	16	15	15	15
58	26	25	24	24	23	23	22	21	21	20	20	19	19	18	18	18	17	17	16	16	16	15	15	15	15	14
56	25	24	24	23	22	22	21	21	20	20	19	19	18	18	18	17	17	17	16	16	16	15	15	15	14	14
54	24	23	23	22	22	21	21	20	20	19	19	18	18	17	17	17	16	16	16	15	15	15	14	14	14	14
52	23	23	22	21	21	20	20	19	19	18	18	18	17	17	16	16	16	15	15	15	14	14	14	13	13	13
50	22	22	21	21	20	20	19	19	18	18	17	17	17	16	16	15	15	15	14	14	14	14	13	13	13	13

SO SIEHT DER BMI AM KÖRPER AUS

Quelle rechts: Geo, 6/99.

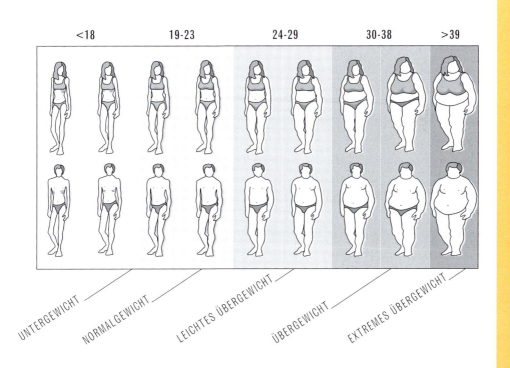

Quelle links: Hauner und Hauner «Leichter durchs Leben», modifiziert in Biesalski u. a.: «Ernährungsmedizin»; Einteilung der Gewichtsklassen nach International Obesity Task Force, 1998.

Muskulös oder schwabbelig?

Auch der BMI wird bei sehr großen oder sehr kleinen Menschen ungenauer. Außerdem sagt er nichts über die Zusammensetzung des Körpers aus. Sehr muskulöse Menschen kommen dabei zu schlecht weg, Schlaffis zu gut. Deshalb sollte man für eine genauere Beurteilung des Körpergewichtes auch den Anteil von Muskel- und Fettmasse bestimmen.

MESSUNG DER HAUTFALTENDICKE:

Mit einem Gerät, das ein wenig an eine Kneifzange erinnert (Kaliper), wird an der unteren Seite des Oberarms und an der Körperseite unterhalb des Schulterblattes die Dicke der Hautfalten und damit des Unterhautfettgewebes gemessen. Aus den Werten kann man den Körperfettanteil hochrechnen. Die Methode ist aber nur dann genau, wenn das Körperfett wirklich gleichmäßig verteilt ist (was bei stark Übergewichtigen nicht unbedingt der Fall ist) und wenn ein Geübter immer an denselben Stellen mit dem gleichen Gerät misst. Deshalb wird sie nur noch selten angewendet.

BIOELEKTRISCHE IMPEDANZ-ANALYSE (BIA):

An Handgelenk und Knöchel einer Körperseite werden je zwei Elektroden angebracht und ein schwacher Wechselstrom angelegt. Zu spüren ist davon nichts; nur bei Menschen, die einen Herzschrittmacher tragen, darf diese Untersuchung nicht durchgeführt werden. Da Fett- und Muskelgewebe aufgrund ihres unterschiedlichen Wassergehaltes dem Strom verschiedene Widerstände entgegensetzen, kann so der prozentuale Anteil von Fett an der Körpermasse bestimmt werden. Die BIA wird auch bei sportmedizinischen Untersuchungen und in Fitness-Studios eingesetzt. Ein paar Fehlerquellen gibt es auch bei dieser Methode, doch von denen, die günstig, einfach durchführbar und nicht belastend sind, ist sie derzeit die genaueste.

FETTWAAGEN:

Für den Hausgebrauch kann man die BIA mit einer Fettwaage vornehmen (z. B. von Tanita, etwa 69 Euro). Sie sieht aus wie eine normale Digitalwaage, hat aber Metallplatten auf der Trittfläche. Man aktiviert mit einem Knopfdruck das persönliche Programm, in dem

ANGRIFF VON ZWEI SEITEN

Geschlecht und Körpergröße gespeichert sind, stellt sich mit nackten Füßen auf das Metall, und der schwache Strom wird durch den Körper geführt. Diese Messung ist etwas ungenauer, denn der Strom nimmt den kürzesten Weg – also durch ein Bein rein und aus dem anderen raus –, deshalb wird Fett am Bauch nicht korrekt registriert, während Fett an den Beinen überbewertet wird. Das wird zwar durch unterschiedliche Korrekturfaktoren bei der Berechnung «Männer» (eher Bauchfett) und «Frauen» (eher Po und Oberschenkel) berücksichtigt, dennoch sollte man das Ergebnis nicht als in Stein gemeißelt ansehen. Zur Einschätzung der Körperzusammensetzung und vor allem zur Kontrolle von Veränderungen durch Sport und neue Essgewohnheiten reicht die Messgenauigkeit trotzdem aus. Dafür genügt eine Messung im Monat.

KÖRPERFETTANTEIL VON MÄNNERN

	niedrig	optimal	etwas zu hoch	viel zu hoch
	6–10 %	10–20 %	20–25 %	über 25 %

Quelle: Biesalski u.a.: «Ernährungsmedizin».

Für Frauen ist ein Körperfettanteil von 20 bis 30 Prozent normal.

Apfel oder Birne?

Übergewichtige Männer sind in der Regel apfelförmig: Das Fett sitzt vor allem am Bauch, während sie keinen Hintern in der Hose haben – vom Draufsitzen kriegt man eben keinen knackigen Po. Diese Form der Fettverteilung ist für die Gesundheit wesentlich gefährlicher als die weibliche Birnenform, bei der sich der «Reithosen-Speck» vor allem an Po und Oberschenkeln versammelt. Abgesehen davon, dass das Bauchfett die Organe bedrängen kann – was sich zum Beispiel als erhöhte Neigung zu Sodbrennen zeigt –, ist es auch deutlich stoffwechselaktiver als die «weiblichen Rundungen». Es reagiert viel heftiger auf Stresshormone und entlässt bei nervlicher Belastung große Mengen freier Fettsäuren ins Blut, die gleich mehrere Blutwerte negativ beeinflussen und so das Herzinfarktrisiko steigern.

Zu dick: ja, Diät: nein – und was dann?

Ihr Gefühl hat Sie also nicht getäuscht: Sie sind zu dick, und Ihr Körper wabbelt. Es gibt nur eine Methode, beides gleichzeitig zu ändern: Sie dürfen nicht nur an Ihrer Ernährung herumschrauben, sondern müssen auch mehr Bewegung in Ihren Alltag einbauen. Erinnern Sie sich? Kalorienaufnahme minus Kalorienverbrauch ergibt auf Dauer ein Plus oder Minus auf der Waage. Die meisten versuchen diese Gleichung nur auf der Seite der Aufnahme zu beeinflussen. Warum sie fast alle scheitern, wissen Sie inzwischen: Wer seinem Körper deutlich zu wenig Kalorien liefert, fordert ihn zu Gegenmaßnahmen heraus. Der Grundumsatz sinkt und mit ihm die Lebensfreude; dafür wachsen Appetit und Gier. So wird das nichts.

Ihre Strategie: Sie senken Ihre Kalorienaufnahme nur wenig unter Ihren Bedarf, und zwar *nicht*, indem Sie zu wenig essen, sondern nur etwas anders. Dazu lesen Sie am Ende dieses Kapitels noch mehr, und vor allem Kapitel vier wird sich dem ausführlich widmen. Allein damit könnten Sie auf Dauer schon Gewicht verlieren, aber es ist schwieriger, dauert den meisten zu lange, und eine tolle Figur hat man dann auch noch nicht. Ihr Ass im Ärmel ist Sport, der Angriff auf die Kaloriengleichung von zwei Seiten. Hinter der Behauptung, dass Sie nur dann Erfolg beim Abnehmen haben werden, wenn Sie den Sport in Ihr Leben integrieren, steckt keine Marketingstrategie der Fitnessindustrie, sondern harte wissenschaftliche Fakten und das vielleicht wichtigste Ergebnis der amerikanischen National Weight Control Registry. Bei dieser Untersuchung – eine der größten Langzeitstudien zum Thema Abnehmen – kam heraus: Nur wer rund 2000 Kalorien pro Woche mit Sport verheizte, konnte sich dauerhaft unter den Erfolgreichen einreihen. Wenn Sie es richtig anpacken, nämlich mit Spaß anstatt mit Zwang und Qual, werden auch Sie zu den Siegern gehören.

Sport – Zehn Fliegen mit einer Klappe schlagen

Das einzige Wundermittel zum Abnehmen: Bewegung

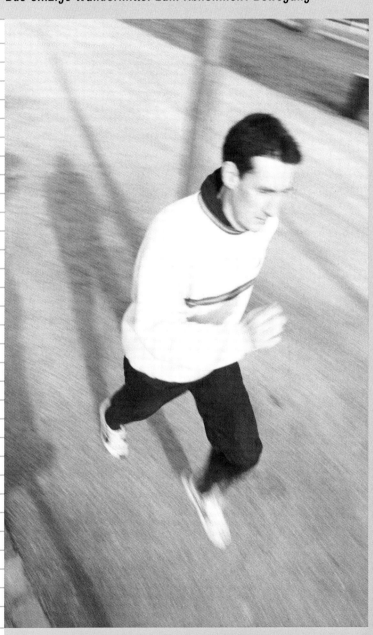

Es gibt beim Abnehmen nur ein einziges Wundermittel, und das ist Bewegung. Sport macht nicht nur schlank, sondern auch gesund, schlau, gut aussehend und fröhlich.

Gäbe es eine Pille, die das Gleiche bewirken könnte wie Sport – die Menschen würden sofort losrennen und Mondpreise dafür bezahlen. Stattdessen kann jeder dieses Mirakel umsonst haben, und viel zu wenige kriegen ihre Hintern vom Sofa. Liegt auch die Ursache für die menschliche Faulheit in den Genen? Sowohl Tiere als auch unsere Vorfahren lümmelten lieber in der Sonne herum, als zu ackern. Aber um an Futter zu kommen, mussten sie täglich automatisch einiges tun. Dazwischen hieß es: Keine Energie verschwenden, wer weiß, wann es wieder etwas zu beißen gibt.

Wäre es nicht fair, wenn es auch einen Drang zu Sport gäbe, und wäre er nur halb so stark wie das Verlangen zu essen? Die Tatsache, heute nur rumgesessen zu haben, sollte sich anfühlen, als wäre die Sitzfläche am Hintern zu heiß. In der Werbepause eines Spielfilms könnte man sich kaum beherrschen, nicht zumindest ein bisschen die Treppen rauf und runter zu laufen. Und statt einer Rauchpause in der Konferenz müsste man dringend eine Runde um den Block gehen. Nun – ganz so wird es wohl nie werden. Aber so einen gewissen Jieper darauf, sich richtig auszutoben, kann man wachkitzeln. Sie werden auch noch auf den Geschmack kommen und ganz kribbelig werden, wenn Ihre Laufstrecken vereist sind. Oder wenn Ihre Skateausrüstung schon parat liegt, aber der Regen einfach nicht aufhören will. Oder ein fetziges Lied im Radio läuft, Sie aber im Auto sitzen, anstatt im Rhythmus tanzen, rennen oder die Pedalen beim Spinning wirbeln lassen zu können. Wenn Sie auf Ihren Körper hören und ihm nicht gleich zu viel abverlangen, wird Sie der Virus auch packen. Versprochen.

Wundermittel Sport

Beim Thema Sport geraten sogar die nüchternsten Mediziner ins Schwärmen.

Denn regelmäßiges Training schützt nachweislich vor Herz-Kreislauf-Erkrankungen und Diabetes, erleichtert das Einschlafen, sorgt für tieferen, erholsameren Schlaf und verbessert die Verdauung. Solange man den Körper nicht mit Leistungssport überfordert, wird auch das Immunsystem gestärkt. Bewegung mildert über den Abbau von Adrenalin die Folgen von Stress und hebt außerdem die Laune so sehr, dass sogar Depressionen damit behandelt werden können. Es vergrößert Leistungsfähigkeit und Erinnerungsvermögen des Gehirns. Die Haut wird schöner, weil die von der Anstrengung gesteigerte Durchblutung ihre Versorgung mit Nährstoffen verbessert. Sogar der Sex wird besser. Das liegt nicht nur daran, dass man attraktiver ist und sich auch so fühlt. Wer seinen Hintern nicht nur im Sessel parkt, beugt Impotenz vor und hält seinen Testosteronspiegel hoch – bei Stress kann der Pegel des «Männlichkeitshormons» nämlich auch schon bei jungen Kerlen in den Keller gehen und die Lust am Sex einschlafen lassen.

Attacke aufs Fett

Je mehr Sie sich bewegen, desto mehr Kalorien verbrauchen Sie – logo. Doch der Effekt von Sport auf die Figur erschöpft sich nicht in den Kalorien, die Sie allein durch die Belastung verbrauchen. Untersuchungen haben gezeigt, dass der Stoffwechsel noch bis zu zehn Stunden nach dem Sport auf höheren Touren läuft. Je intensiver das Training, desto größer ist dieser so genannte Nachbrenneffekt. Dahinter steckt die Arbeit, die der Körper leisten muss, um Kohlenhydratdepots wieder aufzufüllen, Abfallstoffe abzubauen, die weiter anfallende Wärme auszugleichen und kleinere Schäden zu reparieren.

Außerdem greift Sport das Fett noch von weiteren Seiten an. So ist mehr Bewegung das einzige Werkzeug, mit dem Sie Ihren Grundumsatz nach oben schrauben können. Verantwortlich dafür ist vor allem der Zuwachs an Muskelgewebe. Jedes Pfund Muskeln verheizt etwa 17- bis 25-mal mehr Kalorien als die gleiche Menge Fettgewebe – einfach so, selbst im Schlaf. Das Training sorgt zudem dafür, dass Ihre Muskeln überhaupt in nennenswertem Maße Fett verbrennen *können*. Dafür sind nämlich spezielle Enzyme notwendig, die der Körper nur dann in größerem Maße bildet, wenn ihm auch regelmäßig Leistung abgefordert wird. Sportler verbrauchen deshalb bei gleicher Belastung vier- bis fünfmal mehr Fett als Sofa-Schlaffis – und diese «Belastungen» umfassen auch jede Treppe, den Sprint zum Bus oder das Abhotten in der Disco.

Der vierte Joker im Kampf gegen den Schwimmring ist der Effekt von Sport auf den Appetit, nämlich dämpfend und regulierend. Fast alle, die mit regelmäßigem Training angefangen haben, berichten, dass sie weniger häufig Heißhunger haben und mehr Lust auf «gesunde» Sachen (wer trotz Sport häufig Heißhungerattacken hat, trainiert wahrscheinlich zu heftig). Natürlich isst man auch mehr, wenn man sich mehr bewegt, aber die Gefahr sinkt, dass man *zu viel* futtert. Es gibt nämlich Hinweise, dass der Körper für ein normales Appetitgefühl ein Mindestmaß an Bewegung braucht, das ungefähr 11 Kalorien pro Kilo Körpergewicht entspricht. Ein 85 Kilo schwerer Mann müsste also täglich etwa 935 Kalorien über seinen Grundumsatz hinaus verbrauchen. Klingt wenig, ist aber für Bürohengste, die ihren Hintern nur von einem weichen Polster auf das nächste schieben, schon ein Problem, wie Sie gleich sehen werden. Und: Je schwerer jemand wird, desto größer wird die Kalorienmenge, die er für einen normalen Appetit verbrauchen müsste.

Wie wenig Bewegung viel Hunger auslösen kann

Wie stark das Hungergefühl von Glykogen, der Speicherform von Glukose, abhängt, haben Sie schon in Kapitel zwei lesen können. Ist ja auch einleuchtend: Das Gehirn als wichtigstes Organ braucht unbedingt Glukose, und gleichzeitig sind die Tanks für diesen Sprit begrenzt. Normalerweise enthält der Glykogenvorrat in Leber und Muskeln gerade mal 400 bis 500 g; bei völligem Nahrungsentzug reicht das nicht mal für einen Tag.

Je intensiver eine Anstrengung ist, desto mehr Glykogen wird verbraucht und muss durch die Aufnahme von Kohlenhydraten wieder ersetzt werden. Der Körper meldet: «Hunger!» Die Theorie: Da die Speicher schnell wieder voll sind, setzt auch recht früh ein Sättigungsgefühl ein; denn in prähistorischen Zeiten wäre es Energieverschwendung gewesen, weiter nach den oft knappen Kohlenhydratquellen zu suchen und zum Beispiel Früchte zu sammeln, wenn der Bedarf bereits gedeckt war. Wer seine Muskeln kaum nutzt und deshalb deren Glykogenvorräte kaum angreift, setzt diesen Mechanismus außer Kraft. Hunger, Appetit und Sättigung werden dann kaum noch autonom geregelt, sondern überlagert von Außenreizen wie Langeweile, Fernsehen und Kuchen ausgebende Kollegen.

Doch das ist immer noch nicht alles. Seine Figur mit Sport zu verbessern hat auch noch eine psychologische Komponente. Diät macht müde, übellaunig und fahrig. Mehr Bewegung verbessert dagegen das Körpergefühl, hebt nachweislich die Stimmung und bringt einen auf Ideen, die man im Sessel nie gehabt hätte. Manche nehmen sogar ein Diktiergerät mit zum Joggen, um all ihre Einfälle festzuhalten, so sehr pustet der Sauerstoff die Gehirnwindungen durch. Herrje, brauchen Sie noch mehr Argumente, um endlich Ihren Hintern zu bewegen? Ach, Sie haben für Sport keine Zeit? Hm. Joschka Fischer läuft, Bill Clinton lief auch als US-Präsident regelmäßig – wie war noch mal Ihr Name?

Ihre Verbrauchsdaten

Um unter Ihrem Kalorienbedarf bleiben zu können, müssen Sie natürlich erst mal wissen, wie viel Sie überhaupt täglich verbrauchen. Den größten Batzen macht dabei der Grundumsatz aus.

Über den Daumen gepeilt können Sie sich Ihren Grundumsatz nach der Formel «Eine Kalorie pro Kilo Gewicht und Stunde» ausrechnen. Ein 85 Kilo schwerer Mensch hätte danach einen Grundumsatz von 85 x 24 = 2040 Kalorien. Doch wenn man Alter und Geschlecht stärker berücksichtigt, geht es auch noch genauer (siehe folgende Seite). Dass die Ergebnisse trotz der ausgeklügelten Formeln dennoch nur eine Annäherung sein können, sehen Sie schon an den groben Altersstufen. Schließlich ändert sich der Grundumsatz nicht schlagartig zum Beispiel mit dem 30. Geburtstag. Doch die Fehlerquote kann sich sehen lassen: Untersuchungen zufolge liegt sie bei dieser Berechnung bei plus/minus acht Prozent. Selbst bei der Messung und Verrechnung von Sauerstoffverbrauch und Kohlendioxidabgabe (Indirekte Kalometrie) kommt man nur auf eine Genauigkeit von plus/minus drei Prozent. Dieses Verfahren ist jedoch nichts für den Hausgebrauch, sondern bleibt wissenschaftlichen Studien vorbehalten.

FORMEL FÜR DIE BERECHNUNG DES GRUNDUMSATZES FÜR MÄNNER

bis 18 Jahre GU in kcal/Tag =	240 x (0,0732 x Körpergewicht in kg + 2,72)
bis 30 Jahre GU in kcal/Tag =	240 x (0,0640 x Körpergewicht in kg + 2,84)
bis 60 Jahre GU in kcal/Tag =	240 x (0,0485 x Körpergewicht in kg + 3,67)
>60 Jahre GU in kcal/Tag =	240 x (0,0565 x Körpergewicht in kg + 2,04)

Quelle: WHO

Unser 85 kg schwerer Beispielmann müsste also folgendermaßen rechnen, wenn er 32 Jahre alt wäre:

0,0485 x 85 kg = 4,1225
4,1225 + 3,67 = 7,7925
7,7925 x 240 = 1870,2 kcal/Tag

Um den tatsächlichen Kalorienverbrauch abzuschätzen, wird dieser Wert mit einem Multiplikator verrechnet, der umso höher ist, je mehr man sich normalerweise täglich bewegt. Der Faktor wird als PAL (Physical Activity Level) bezeichnet.

PAL-WERTE

Lebensweise	PAL
Ausschließlich liegend oder sitzend.	
Behinderte oder gebrechliche Menschen	1,2
Fast ausschließlich sitzende Tätigkeit mit	
wenig oder keiner anstrengenden Freizeitaktivität	
Büroarbeiter	1,4–1,5
Sitzende Tätigkeit, die durch gehende und	
stehende Tätigkeit unterbrochen wird.	
Laborarbeiter, Kraftfahrer, Fließbandarbeiter	1,6–1,7
Überwiegend gehende oder stehende Arbeit.	
Krankenpfleger, Hausmänner, Verkäufer,	
Kellner, Handwerker	1,8–1,9
Körperlich anstrengender Beruf.	
Landwirt, Bauarbeiter, Leistungssportler	2,0–2,4

Fahrer bei der Tour de France kommen bis auf einen PAL von 4,7!

Quelle: D-A-Ch, Referenzwerte für die Nährstoffzufuhr.

Wer regelmäßig Sport treibt – das heißt vier- bis fünfmal pro Woche 30 bis 60 Minuten –, darf sich zudem noch den Faktor 0,3 draufpacken.

Unser Beispielmann ist ein Industriekaufmann (Bürojob!), der meist die Treppe und nicht den Fahrstuhl in den dritten Stock nimmt und dreimal pro Woche eine Stunde joggt. Sein PAL-Wert beträgt 1,5 plus 0,3 für sein Training, also 1,8. Er rechnet also:

1870,2 X 1,8 = 3366,36

Die Menge an Kalorien, die sein Körper täglich verbraucht, liegt also bei 3366 Kalorien. Wie gesagt: Diese Zahl ist nicht in Stein gemeißelt, doch um abschätzen zu können, wie viel Kalorien man eigentlich ungestraft essen darf, reicht es allemal. Anhand dieser Formeln können Sie jetzt Ihren eigenen Kalorienverbrauch bestimmen.

Da Sport aber nicht gleich Sport ist, wird die Rechnung meist noch etwas genauer, wenn Sie auf Faktor 0,3 verzichten und stattdessen die tatsächlich verbrauchte Kalorienmenge addieren. Die folgende Tabelle zeigt Ihnen, wie viel Sie bei welchen Sportarten verbrauchen – abhängig von Ihrem Gewicht und der Intensität des Trainings. Es ist das Ergebnis einer der wenigen systematischen Untersuchungen auf diesem Gebiet. Die zum Teil krummen Werte ergeben sich durch die Umrechnung von Meilen auf Kilometer.

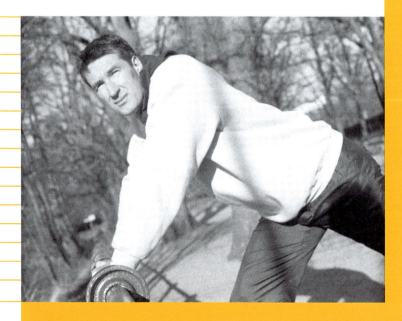

ANGRIFF VON ZWEI SEITEN

Kalorienverbrauch pro Minute bei verschiedenen Sportarten

KÖRPERGEWICHT IN KILO	68	74	80	86	92
Sportart					
Laufen					
5,6 min/km (10,71 km/h)	13,1	14,4	15,4	16,6	17,8
5,0 min/km (12,00 km/h)	14,2	15,4	16,5	17,7	18,9
4,3 min/km (13,95 km/h)	15,6	16,8	17,9	19,1	20,3
3,7 min/km (16,22 km/h)	17,3	18,5	19,6	20,8	22,0
Inline-Skaten					
«gemütlich»	8,0	8,6	9,3	10,1	10,8
Rad fahren					
8,9 km/h	4,4	4,7	5,1	5,5	5,9
15,1 km/h	6,8	7,4	8,0	8,6	9,2
Renntempo	11,5	12,5	13,5	14,5	15,5
Schwimmen					
Rücken	11,5	12,5	13,5	14,5	15,5
Brust	11,0	12,0	13,0	13,9	14,9
Butterfly	11,7	12,7	13,7	14,2	15,8
Kraulen langsam	8,7	9,5	10,2	11,0	11,8
Kraulen schnell	10,6	11,5	12,5	13,4	14,4
Rudern					
locker	8,1	8,9	9,7	10,6	11,6
schnell	12,1	13,2	14,2	15,3	16,4

Quelle: Exercise Physiology and Fitness Technologies (leicht verändert).

Auch die Kalorienberechnung mit einer Pulsuhr ergibt keinen hundertprozentigen Wert. Aber genauer geht es nur noch unter Laborbedingungen.

Individuellere Werte bekommen Sie, wenn Sie mit einem Herzfrequenzmesser («Pulsuhr») trainieren. Bei den höherwertigen Geräten kann man Geschlecht, Größe, Alter und Gewicht eingeben, und zusammen mit der Dauer und der Intensität des Trainings (gemessen durch die Herzfrequenz) errechnet die Uhr den persönlichen Kalorienverbrauch bei jedem Training neu. Herzfrequenzmesser gibt es zum Beispiel von Polar (www.polar-deutschland.de).

Fatburning – So hat der Speck keine Chance

Noch mehr Informationen zum richtigen Training finden Sie z. B. in den Men's-Health-Büchern «Bodyconcept Laufen» von Markus Stenglein oder «Bodyconcept Bauch» von Torsten Tschirner sowie dem «Trainingsbuch Fatburner» von Christiane Gottschall und Sabine Heilig.

Es kommt doch auf die Länge an – jedenfalls beim Thema Sport und Abnehmen. Denn Ausdauersportarten sind am besten dafür geeignet, Fett zu verheizen, und je länger man durchhält, umso besser. Doch auch Krafttraining hat seine Berechtigung, denn es baut das sogar beim Rumsitzen Kalorien fressende Muskelgewebe auf. Auch der Nachbrenneffekt ist beim Krafttraining deutlich ausgeprägter als beim Ausdauertraining. Es würde den Rahmen dieses Buches sprengen, Trainingspläne für die einzelnen Sportarten aufzuführen, doch die wichtigsten Prinzipien zum Thema Sport und Abnehmen sollen Ihnen nicht vorenthalten werden.

HAVE FUN!

Machen Sie nicht den Fehler, sich die Sportart vor allem danach auszusuchen, wie viel Kalorien sie verbraucht. Es soll Spaß machen! Wenn Sie erst Freude an der Bewegung gefunden haben, purzeln die Pfunde von ganz allein. Probieren Sie auch öfter mal etwas Neues aus. Kanu fahren? Klar! Ein Volkshochschulkurs in Kickboxen? Wieso nicht – solche Kurse können sehr gut sein, und sie sind nicht so teuer. Testen Sie die verschiedensten Angebote, und finden Sie heraus, was Ihnen Spaß machen könnte. Sport muss nicht bedeuten, mit grimmigem Blick ein bestimmtes Kilometerpensum joggend runter zu reißen.

LOCKER UND LEICHT

Es ist ein Märchen, dass der Körper erst nach 30 Minuten anfangen würde, Fett zu verbrennen. Der Angriff auf den Speck beginnt schon in der ersten Minute – sofern die Belastungsintensität nicht zu hoch ist. Lassen Sie Ihren Muskeln also Zeit, sich auf das Training einzustellen, und starten Sie mit zehn Aufwärmminuten.

Insgesamt sollten Sie nach dem Motto trainieren «Laufen, ohne zu schnaufen» – auch wenn Sie eine Sportart betreiben, die sich nicht auf Atemtechniken reimt. Sobald Sie aus der Puste geraten, nutzt der Körper fast ausschließlich Glukose zur Energiegewinnung. Da dessen Speicher aber begrenzt sind, machen Sie ziemlich schnell schlapp und könnten danach auch noch den Kühlschrank plündern. Denn leere Glukosespeicher verursachen Heißhunger. Zwischendurch mal einen Sprint einzulegen oder nach einem Berg etwas schwerer zu atmen ist aber völlig okay.

Das meiste Fett verheizt der Körper bei geringen Belastungen – aber natürlich nur prozentual. Absolut ist der Fett- und Kalorienverbrauch umso höher, je intensiver Sie trainieren. Doch intensive Belastungen schaffen Untrainierte nur für so kurze Zeit, dass der Kalorienverbrauch dabei insgesamt lächerlich gering ist. Frustrierend und quälend ist das Ganze außerdem. Lassen Sie also Ihren Ehrgeiz zu Hause, und gehen Sie es langsam an. Als Faustregel gilt: Erst öfter, dann länger, dann intensiver trainieren.

TRAINING MIT HERZ

Absolute Sportneulinge und Menschen ab 60 Jahren rechnen 170 minus $1/2$ Lebensalter = (sub)maximale Herzfrequenz.

Die maximale Herzfrequenz ist kein ewig geltender Wert, sondern kann sich durch Training erhöhen oder durch eine längere Sportpause wieder sinken. Sie müssen dann auch Ihre Trainingspulswerte entsprechend anpassen. Beim Schwimmen gelten durch den Druck und den Kältereiz des Wassers übrigens andere Werte; Sie sollten die «Hf max» dabei grundsätzlich rund zehn Schläge niedriger ansetzen.

Ihre Pumpe zeigt ganz genau an, wie hoch die aktuelle Belastung für Ihren Körper ist. Je schneller das Herz schlägt, umso größer die Anstrengung, und umso weniger Fett wird prozentual als Energiequelle genutzt. Ideal für das Fatburning ist ein Training bei 60 bis 75 Prozent Ihrer maximalen Herzfrequenz, und um konstant in diesem Bereich zu bleiben, ist die Messung mit einer Pulsuhr sinnvoll. Bei hochwertigen Geräten kann man Grenzen eingeben, bei deren Über- oder Unterschreitung ein Alarm ertönt. Doch wie ermitteln Sie Ihre maximale Herzfrequenz? Für den Anfang reicht die Faustformel 220 minus Lebensalter.

Das Ergebnis kann Untersuchungen zufolge jedoch bis zu 15 Schläge nach oben oder unten von Ihrer tatsächlichen maximalen Herzfrequenz abweichen. Genauer können Sie Ihre «Hf max» mit einem Pulsmessgerät ermitteln, das eine OwnZone- oder OwnIndex-Funktion hat. Die andere Möglichkeit ist, sich maximal zu belasten und dann zu sehen, wie hoch der Puls gestiegen ist. Dies sollten Unerfahrene jedoch nur unter Anleitung eines Profis machen (siehe unter «Profi-Tipps»).

AUSSTATTUNG

Geben Sie sich erst gar nicht mit schlechtem Equipment ab. Das gilt vor allem für das Laufen. Sie können auch ohne Pulsmesser und schicke Spezialkleidung laufen, aber bitte nicht mit schlechten Schuhen. Gehen Sie in ein Fachgeschäft, lassen Sie sich Zeit, und kommen Sie im Zweifel lieber noch ein zweites Mal wieder. In guten Sportgeschäften fragt der Verkäufer nach Ihrem Gewicht, Ihrem Laufpensum und dem Untergrund, auf dem Sie sich überwiegend bewegen werden. In solchen Läden dürfen Sie oft sogar die Schuhe zurückbringen, wenn sie trotz allem in der freien Wildbahn Probleme machen. Die Investition lohnt sich auf jeden Fall: Entweder packt Sie der Laufvirus – dann brauchen Sie bald mindestens ein zweites Paar zum Wechseln – oder eben nicht; in dem Fall hätten Sie halt ein paar schicke Sneakers im Schrank. Wer mit irgendwelchen Tretern vom Grabbeltisch sein Lauftraining beginnt, darf sich über Schmerzen und Verletzungen nicht wundern. Und irgendwie motiviert es doch auch, sich zumindest ein taffes Teil zuzulegen, wenn man etwas Neues anfängt.

Auch bei der Skateausrüstung lohnt sich das Sparen nicht, wie eine Untersuchung der Stiftung Warentest ergab. Billigheimer drücken und eiern – da bleibt der Spaß auf der Strecke, noch bevor es richtig losgegangen ist. Eine gute Schutzausrüstung ist ein Muss, denn fast alle Verletzungen beim Skaten sind auf das Fehlen einer solchen zurückzuführen. Noch können Sie sich das vielleicht nicht vorstellen, aber schon bald werden Sie ohne große Probleme mit einem Tempo unterwegs sein, das der Geschwindigkeit auf dem Fahrrad kaum nachsteht. Mit 15 bis 20 km/h über den Asphalt zu preschen ist keine Seltenheit, sondern völlig normal. Leider wissen das auch Fußgänger, Rad- und Autofahrer meistens nicht … Kurz: Schützer und am besten auch ein Helm sollten für Sie dazugehören. Kaufen Sie nur, was gut sitzt und sich nicht unangenehm anfühlt, sonst werden Sie sich entweder dauernd ärgern (und dann doch irgendwann bessere kaufen) oder die Dinger gar nicht anziehen und das vielleicht später bereuen. Sie zögern immer noch, so viele Euros für eine gute Skateausrüstung auszugeben? Dann schauen Sie sich nach Kursen um, wo man sich das Equipment ausleihen kann (in Sportgeschäften weiß man meist Rat). Solche Kurse sind ohnehin gut, um das Bremsen zu lernen und die erste Scheu zu verlieren. Viele versuchen es im Alleingang, fallen einmal auf die Klappe und geben gleich auf. Noch ein Preistipp: Sie können auch im Geschäft ausprobieren, welche

Schuhe gut passen, und diese dann im Internet ersteigern (bei www.ebay.de ist das Angebot an so gut wie neuen Skates beachtlich). Wenn das Skaten doch nichts für Sie sein sollte, werden Sie dort auch Ihre eigenen Inliner wieder los …

DURCHSTARTEN

Bilden Sie sich nicht ein, nach jahrelangem Herumsitzen gleich Dieter Baumann oder Jan Ullrich nacheifern zu können. Peilen Sie zunächst eine halbe Stunde Training dreimal pro Woche an – und stellen Sie sich darauf ein, dass Sie währenddessen immer mal wieder eine Pause machen müssen. Es ist völlig normal, dass man beim Laufen am Anfang öfter mal ein Stück gehen oder sein Rad am Berg schieben muss. Auch der Bewegungsapparat braucht Zeit, sich auf die neuen Anforderungen einzustellen. Wer ihm diese nicht lässt, wird fast immer mit Schmerzen gestraft. Das gilt vor allem für schwere Menschen (auch wenn sie nicht übergewichtig, sondern nur groß oder muskulös sind). Möglicherweise ist es sinnvoll, mit weniger Gelenk belastenden Sportarten anzufangen, wie Radfahren, Schwimmen, Walken und (eingeschränkt) auch Skaten.

Selbst wenn Sie schon länger trainieren, darf eine Vergrößerung Ihres Pensums nur langsam und schrittweise erfolgen – der Bewegungsapparat mit Muskeln, Knochen, Gelenken, Sehnen und Bändern braucht viel länger als das Herz-Kreislauf-System, um sich an neue Anforderungen zu gewöhnen. Überlastungsverletzungen können Sie sehr lange außer Gefecht setzen und alles bis dahin Erarbeitete zunichte machen. Wäre doch schade.

DRANBLEIBEN

Lassen Sie keine großen Löcher im Trainingsplan entstehen. Sie dürfen sich zwischendurch ruhig mal eine Auszeit gönnen; Untersuchungen zeigen sogar, dass eine Woche trainingsfrei sich sogar positiv auf die sportlichen Leistungen auswirken kann. Wenn Sie jedoch länger als eine Woche pausieren (müssen), werden Sie nicht wieder bei der Kondition anknüpfen können, bei der Sie zuletzt waren. Das gilt besonders, wenn Sie zwischendurch auch keinen anderen Sport gemacht haben oder sogar krank waren.

NACHGEBEN

Sie werden nicht immer gleich gut drauf sein; das müssen Sie einfach hinnehmen. Männern fällt das besonders schwer. Eine bestimmte Leistung neulich locker geschafft zu haben heißt nicht unbedingt, dass Ihr Körper heute das Gleiche geben kann. Vielleicht ist er gerade damit beschäftigt, eine Virenattacke abzuwehren, vielleicht war der Schlaf vergangene Nacht nicht so gut. Die letzte Mahlzeit könnte noch schwer im Magen liegen, das Wetter ist anders, irgendein Stress belastet Sie – es gibt hundert Gründe, warum das Training manchmal mühsamer ist als an anderen Tagen. Lassen Sie es dann einfach langsamer angehen, und ärgern Sie sich nicht. Selbst mit halber Kraft zu sporteln ist immer noch besser als Chips fressend vor dem Fernseher zu hängen.

KEIN TERROR

Es soll sie tatsächlich geben, mitten unter uns: Menschen, die keine Waage besitzen und trotzdem eine tolle Figur haben. Vielleicht gerade deswegen! Sie lassen sich nicht von der Anzeige einer Maschine terrorisieren und schon am Morgen den Tag verderben. Da Muskeln bei gleichem Volumen mehr wiegen als Fett, kann man beim Abnehmen mit Sport manchmal gleichzeitig schwerer und schlanker werden. Je nach Füllungszustand des Darms und der Glykogenspeicher kann es zu Gewichtsschwankungen von ein paar Kilo kommen, die nichts mit dem Speck am Körper zu tun haben. Zur Erinnerung: Der Körper hortet meist 400 bis 500 Gramm Glykogen, es können aber auch bis zu 1000 Gramm werden – und jedes Gramm Glykogen ist an vier Gramm Wasser gebunden …

Eine Hose aus «fetten Zeiten» gibt oft bessere Hinweise auf die Veränderungen der Figur als die Skala der Badezimmerwaage. Sie sollten ohnehin weder erhoffen noch erwarten oder anstreben, mehr als ein halbes Kilo pro Woche zu verlieren. Das klingt wenig und ist es auch. Aber Ihr Körper braucht diese Zeit. Wer zu schnell abnimmt, muss nicht nur damit rechnen, dass der Organismus viel heftiger kämpft, um seine Vorräte zurückzubekommen; es besteht auch die Gefahr, hinterher auszusehen wie ein chinesischer Faltenhund, weil überschüssige Haut um einen herumschlabbert. Lassen Sie sich also Zeit. Ohnehin scheint sich manchmal wochenlang gar nichts zu tun, berichteten Men's-Health-Leser, die bis zu 50 Kilo verloren hatten. Dennoch blieben sie dran, und irgendwann ging es weiter «abwärts».

ANGRIFF VON ZWEI SEITEN

SIT UPS? KÖNNEN SIE VERGESSEN

Vorläufig jedenfalls, denn davon verschwindet kein Gramm Bauchspeck. Man kann sich mit keiner Methode der Welt aussuchen, wo das Fett verschwindet (Operationen mal ausgenommen). Dicke sollten ohnehin lieber keine Crunches machen, weil das hohe Gewicht, das sie dabei bewegen müssen, die Bandscheiben viel zu stark belastet. Muskeltraining als Ergänzung zum Ausdauertraining ist auf jeden Fall zu empfehlen, aber suchen Sie sich schonendere Übungen aus.

VERBÜNDETE HOLEN

Wenn es irgendwie geht, dann trainieren Sie mit Gleichgesinnten. Es macht meist mehr Spaß, spornt an und ist die beste Waffe gegen den inneren Schweinehund. Oder wollen Sie Ihrem vor der Tür wartenden Kumpel gestehen, dass Ihnen das bisschen Regen nicht behagt? Doch Vorsicht: Wenn Zeugen Ihren Ehrgeiz anstacheln, sollten Sie besser erst mal allein trainieren.

VORBILD SEIN

Wenn Sie Kinder haben, dann nehmen Sie sie doch mit zum Sport! Sie können so nicht nur Ihr Training mit dem Kontakt zu Ihren Sprösslingen verbinden, sondern sich auch von deren Bewegungsfreude anstecken lassen. Die geringere Trainingsintensität ist wahrscheinlich sogar gut für Sie, denn gerade Männer fordern sich meist zu stark. Sollten Ihre Kinder ihr natürliches Verlangen nach Bewegung durch Fernsehen und Computer schon verlernt haben, dann appellieren Sie an ihre Hilfsbereitschaft. *Bitten* Sie sie darum mitzumachen, weil Sie es sonst nicht schaffen dranzubleiben. Aber hetzen Sie Ihren Nachwuchs nicht die Berge hinauf, sondern lassen Sie den Schwächsten das Tempo bestimmen. Der ganze Aufwand lohnt sich: Ihren Kindern die Freude an der Bewegung zu erhalten oder wiederzugeben ist das größte Geschenk, das Sie ihnen machen können. Außerdem werden Sie selbst zu Super-Dad! Mit dem Vater zu joggen ist schließlich viel cooler, als nur zusammen «ran» zu gucken.

PROFI-TIPPS

Eine sportmedizinische Untersuchung ist nicht billig, bringt aber enorm viel. Sie bekommen eine genaue Einschätzung Ihrer Leistungsfähigkeit, kompetente Antworten auf ganz persönliche Fragen und Probleme sowie einen individuellen Trainingsplan. Die Kosten für eine umfangreiche Leistungsdiagnostik liegen bei 150 bis 200 Euro. Das Gleiche (nicht billig, aber klasse) gilt für das Anheuern eines Personal Trainers. Üblich ist ein unverbindlicher und kostenloser Termin zum Kennenlernen, dann verpflichtet man sich meist für rund zehn Termine (Kosten: 50 bis 100 Euro pro Stunde). Anfangs wird die Betreuung durch den Trainer enger sein, später sieht man sich vielleicht nur noch einmal alle zwei Monate, um Fragen zu besprechen und einen neuen Trainingsplan zu machen. Doch all dies ist Sache der Absprache – Sie können sich auch bei jedem Waldlauf begleiten lassen, wenn Sie das brauchen. Und ein dickes Portemonnaie haben …

Sportmedizinische Untersuchungen und Personal Trainer

Empfehlenswerte Institute für Leistungsdiagnostik sind zum Beispiel das Zentrum für Sportmedizin, Leistungsdiagnostik und Gesundheitsförderung in Hannover (www.msg-hannover.de oder 0511/84204-14), das Zentrum für Leistungsdiagnostik der Deutschen Sporthochschule Köln (www.zeld.de oder 0221/4982-518), das Medizinische Zentrum Parkhöhe in Bad Wildungen (www.parkhoehe.de oder 05621/7030) sowie die Uniklinik Freiburg (0761/2707473).

Eine umfangreiche Adressenliste finden Sie unter www.tour-magazin.de/fitness/adressen.html. Adressen von Personal Trainern in Ihrer Nähe finden Sie unter www.personal-trainer-network.de

Ernährung – (Fr)iss das Doppelte!

Die Dicke-Garantie: Wenig essen oder hungern

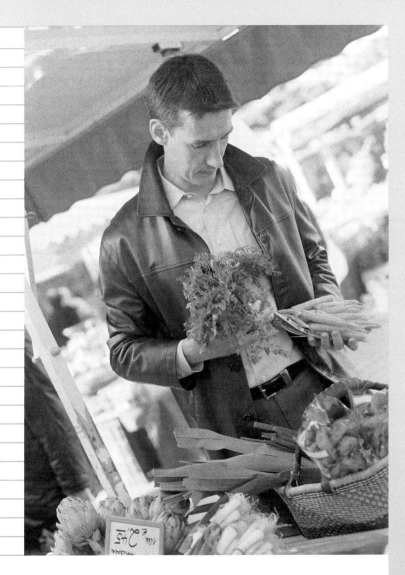

Natürlich müssen Sie weniger essen, als Sie verbrauchen, um Gewicht zu verlieren – an dieser Tatsache ist nicht zu rütteln. Aber Sie müssen es so tun, dass der Körper möglichst wenig davon merkt. Das erste Puzzleteil dazu haben Sie schon kennen gelernt, nämlich Sport. Den Energieverbrauch deutlich zu erhöhen ist eine Strategie, die zur genetischen Ausstattung des menschlichen Körpers passt, weniger zu essen dagegen nicht. Das zweite: Niemals hungern. Mit Hunger herumzulaufen, schaltet das Panikprogramm des Körpers an, das Sie schon kennen gelernt haben und das Ihre Bemühungen vereiteln würde. Selbst ohne Sport ist es aber auch völlig unnötig zu hungern, um ans Ziel zu kommen. Schon zwei kleine Änderungen in Ihrer Ernährungsweise verringern Ihre Energieaufnahme – ohne Hungern, ohne Verzicht auf Lieblingsschleckereien. Eine davon ist, das Genießen ohne schlechtes Gewissen wieder neu zu erlernen. Dieser Punkt ist so entscheidend, dass ihm das ganze nächste Kapitel gewidmet wird.

Der zweite Punkt: Mehr Obst und Gemüse essen. Sie werden mehr auf dem Teller haben, als Sie schaffen können, und trotzdem weniger Kalorien zu sich nehmen. Das zeigte zum Beispiel eine Studie über den Effekt von Fischölkapseln mit jungen, nicht übergewichtigen Männern, die aus genetischen Gründen einen zu hohen Cholesterinspiegel haben. In der Vorbereitungsphase der Untersuchung wurden alle zu einer idealen Ernährungsweise mit viel Obst und Gemüse angehalten, abnehmen sollte aber ausdrücklich niemand. Um es kurz zu machen: Keiner der Probanden konnte sein Gewicht halten, die Männer nahmen im Durchschnitt etwa vier Kilogramm ab. Allein durch den Einbau von mehr Obst und Gemüse in ihre Ernährung schafften sie einfach nicht, so viel zu futtern, wie sie gedurft hätten, um *nicht* abzunehmen. Wenn das keine Nachricht ist!

Winken Sie nicht gleich ab, weil schon Ihre Mutti vergeblich versucht hat, mehr Gemüse in Ihren Bauch zu bekommen. In Kapitel vier und fünf erfahren Sie nicht nur, wie Gemüse richtig lecker zubereitet werden kann, sondern auch, wie das schnell und ohne viel Schnippelei geht. Lassen Sie sich überraschen.

Was geht rein?

Ihren Verbrauch kennen Sie schon und auch Ihre Möglichkeiten, ihn zu steigern. Aber was ist mit den Kalorien, die Sie einwerfen? Diesen Punkt zu klären, ist viel schwieriger. Am Ende des Buches finden Sie eine Liste von Nahrungsmitteln und deren Kalorien- und Fettgehalt, die Ihnen helfen soll, Ihre Energieaufnahme zu ermitteln. Mehr als eine grobe Einschätzung bekommen Sie mit diesen Zahlen jedoch nicht, denn diese Kalorienangaben sind nur Richtwerte. Der Grund: Das Verfahren, mit dem sie ermittelt werden, hat mit den realen Vorgängen in Ihrem Körper nur entfernt etwas zu tun (siehe Kasten).

Doch selbst wenn diese Zahlen genauer wären, blieben weitere Unsicherheitsfaktoren. Denn die Zusammensetzung der Nahrung schwankt – oder wissen Sie genau, was Ihr Brot und die Wurst darauf enthält? –, und man kann auch nicht jeden Happen vor dem Verzehr wiegen. Nutzen Sie deshalb die Kalorientabelle am besten, um einen Überblick vom Energiegehalt verschiedener Lebensmittel zu bekommen. Aber lassen Sie sich nicht davon terrorisieren.

So entstehen Kalorientabellen

Man untersucht die «Brennwerte» in so genannten Bombenkalorimetern. Das Lebensmittel wird in eine Metallhülse mit Glühdraht eingefüllt und diese dann in ein Wasserbad gestellt. Der Inhalt wird verbrannt, bis er verkohlt ist, und aus der Erwärmung des Wassers berechnet man die freigesetzten Kalorien. Der Unterschied zur menschlichen Verdauung ist offensichtlich, wenn Sie sich die Rückstände anschauen: Asche ist das nicht, was Sie in der Toilette hinunterspülen. Die unverdauten Überreste der Mahlzeiten müssten also eigentlich auf gleiche Weise verschmurgelt und das Ergebnis von der zuvor ermittelten Kalorienzahl abgezogen werden – und das bei jedem Menschen, denn die Verdauungsleistung ist individuell unterschiedlich. Es leuchtet ein, dass das nicht geht, also wird der abzuziehende Betrag geschätzt und das Ergebnis «physiologischer Brennwert» genannt.

Wichtiger, als Kalorien zu zählen, wäre es, mindestens eine Woche lang ein Ernährungstagebuch zu führen. Klingt lästig, ist es auch, liefert aber unschätzbare Einsichten in das eigene Ernährungsverhalten. Die meisten Menschen wissen nämlich gar nicht, was sie sich im Laufe des Tages so in den Mund schieben. Zumindest zeitweise ein Ernährungstagebuch zu führen, gehört zu den Strategien, mit denen die «successful losers» der amerikanischen National Weight Control Registry ihre Kalorien verloren und das neue Gewicht über Jahre beibehalten haben. Es reicht schon, wenn Sie einfach nur aufschreiben, was Sie gegessen und getrunken haben: «Zwei Käsebrote, eine Flasche Bier, einen Teller Spaghetti Carbonara ...» Noch besser wäre es, wenn Sie außerdem die Uhrzeit und die Situation notieren (zum Beispiel beim Fernsehen, auf dem Nachhauseweg, im Restaurant) und ob Sie Ihre Mahlzeit genossen haben.

Wahrscheinlich werden Ihnen schon während der Bestandsaufnahme Dinge auffallen, die Sie bisher nur unbewusst getan haben. Vielleicht gehören Sie zu denen, die immer noch eine Kleinigkeit einwerfen müssen, bevor sie aus dem Haus gehen? Oder können Sie keine Fernsehsendung gucken, ohne auf irgendetwas herumzuknabbern? Sich solche Muster bewusst zu machen ist der erste Schritt, sie sich abzugewöhnen. Denn was man nicht bewusst genießt, ist die Kalorien nicht wert. Aber damit sind wir schon mitten im nächsten Thema.

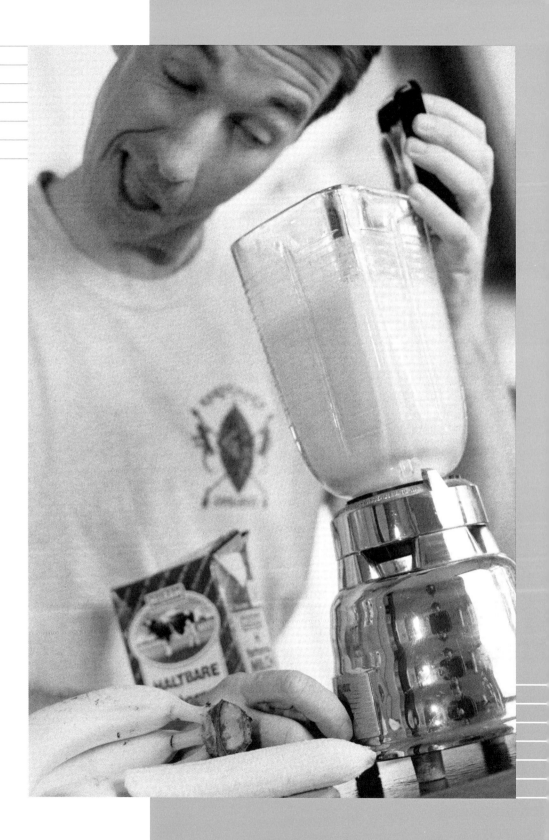

Schlank leben im Alltag

Genuss statt schlechtes Gewissen

Sind Sie gerade kurz davor, dies Buch in die Ecke zu feuern? Weil Sie denken: «Ich soll essen, was ich mag, aber doch etwas anderes als bisher. Ich soll essen, so viel ich möchte, aber trotzdem innerhalb oder sogar etwas unter meinem Kalorienbedarf bleiben – und das auch noch ohne Kalorienzählen und ohne besonders auf das Fett zu achten. Wie soll das funktionieren?» Keine Bange, Sie werden es in diesem Kapitel erfahren. Es steckt wirklich kein obskurer Zauber dahinter, und niemand will Ihnen irgendwelche Pillen, das Hungerzentrum überlistende Magnetohrringe oder Fett-weg-Schwitzgürtel verkaufen (gibt es alles). Das Einzige, was Sie außer mehr Bewegung brauchen, sind ein paar Tricks, Durchblick beim Einkaufen und ein wenig Vertrauen in Ihren Körper.

Von Lustessern, Gierlappen und Kalorienzählern

Warum es schlank macht, wenn Sie sich was gönnen

«Satt? Kenn ick nich. Entweder ha ick Hunger, oder mir is schlecht.» Bei diesem Spruch aus dem Berliner Volksmund bleibt einem das Lachen im Halse stecken. Weil er so wahr ist: Genau so gehen heute viele Menschen mit dem Essen um. Sie hungern, sie stopfen oder beides abwechselnd. Es geht nicht mehr um Geschmack und Qualität, sondern bei den einen nur noch um die Kalorien und bei den anderen darum, viel zu bekommen, wenig dafür zu bezahlen und nichts dafür tun zu müssen. Schon gar nicht kochen. Fett macht beides.

Appetit am kurzen Zügel

Es gibt Menschen, die sich absolut unter Kontrolle haben. Sie wissen genau, wie viel sie gestern, vorgestern und letzte Woche Dienstag beim Abendbrot gegessen haben. Aber was noch viel schlimmer ist: Sie wissen auch genau, was und wie viel sie heute, morgen und nächste Woche Dienstag zum Abendbrot essen werden. Drei Schnitten? Kommt nicht infrage, schließlich will man nicht fett werden (bzw. «nicht noch fetter» oder «endlich abnehmen»). Diese «gezügelten Esser», wie sie die Ernährungspsychologen nennen, billigen sich keinen Appetit auf irgendetwas zu. Sie teilen die Welt in «gute» und «böse» Lebensmittel ein – was von der gängigen Ernährungsberatung nicht wenig gefördert wird – und halten sich streng an die guten. Salat zum Beispiel ist gut. Knäckebrot auch. Vollfetter Joghurt dagegen ist schlecht. Ebenso wie Sahnesauce über den Nudeln. Und Schokolade ist geradezu ein Verführungsversuch des Gott sei bei uns.

Nichts gegen Salat und Knäckebrot. Das Problem ist, dass man beides schnell hassen lernt, wenn man es essen *muss*. Ganz besonders, wenn man stattdessen Lust auf Lasagne hat oder ein frisches Brötchen mit Butter und Honig. Diese «rigide Kontrolle» kann in einer Welt, in der jede erdenkliche Leckerei ohne großen Aufwand erreichbar ist, nicht funktionieren. Und das tut sie auch nicht, wie viele Studien zeigen. Ein kleiner Zwischenfall reicht schon, um die Kontrolle über die Nahrungsaufnahme völlig zu verlieren. Das zeigte eindrucksvoll ein Versuch am Forschungszentrum für Psychobiologie und Psychosomatik der Universität Trier. Die Forscher verführten Diät haltende Versuchspersonen, indem sie sie Eiscreme testen ließen. Die Lässigeren probierten normale Mengen, während die Rigiden nach dem Motto «Jetzt ist eh alles wurscht» hemmungslos mampften.

Nun könnte man ja behaupten, dass es seine Vorteile hat, sich normalerweise unter Kontrolle zu haben. Falsch. Erstens kommt es andauernd zu solchen Ausrutschern, denn die Liste der Verführungen nimmt ja kein Ende. Ausstand gebende Kollegen, Fußball mit den Kumpeln, Geschäftsessen, Feiern mit Freunden, Torte bei Mutti ... Zweitens gibt es kaum einen effektiveren Weg, sich gründlich von seinem natürlichen Hungergefühl zu verabschieden. Denn *nicht* zu essen, obwohl man noch Hunger hat, bedeutet im Gegenzug immer wieder auch weiter zu essen, obwohl man schon satt ist. Sich ein Mittagessen reinzuschaufeln, weil es 12.30 Uhr ist. Beim Büfett zuzuschlagen, weil man «heute mal darf». Das alles macht dick und führt in schweren Fällen sogar zu Essstörungen in Form von echten Fressorgien – mit oder ohne sich anschließend der Keramikschüssel mit dem falschen Körperteil zu nähern.

So weit sind Sie noch nicht, dass Sie sich jeden Bissen in den Mund zählen? Prima. Aber folgende Situation kennen Sie wahrscheinlich auch: Der Bauch hat Lust auf einen Keks, aber der Kopf erlaubt keinen. Schließlich ist ein Apfel auch lecker, hat viel weniger Kalorien und ist zudem noch gesund. Also knabbern Sie Ihren Boskop, allerdings ein wenig lustlos. Den Keks-Jieper vertreibt das nicht. Auch nicht der Joghurt, den Sie dann noch nachschieben (auch lecker, weniger Kalorien und zudem noch gesund). Irgendwann folgt dann meist doch noch der Keks. Einer? Ja, einer nach dem anderen verschwindet in Ihrem Mund. Das Ergebnis: Sie ärgern sich, haben Unmengen Kalorien gefuttert und kaum etwas von den verdrückten Sachen wirklich genossen, nicht mal die Kekse.

Dieses Spiel können Sie nicht gewinnen. Sich vorzunehmen «Ich esse keine Kekse mehr» (wahlweise zu ersetzen durch Schokolade, Chips, Bratwurst ...) ist so, als bekämen Sie einen Schatz, wenn Sie nur eine Woche lang nicht an rosa Nilpferde denken. So oft haben Sie in Ihrem ganzen Leben noch nicht an die Viecher gedacht, schon gar nicht in dieser Farbe! Kurz: Verbote machen eine Sache erst interessant. Die Einhaltung des Verbots beschäftigt das Gehirn und lässt das sündige Leckerchen immer wieder in Ihren Gedanken auftauchen.

Hören Sie also auf, sich gegen den Bauch zu wehren. Es ist zwecklos, er ist stärker, er gewinnt fast immer. Es gibt aber Methoden, ihm zu geben, was er will, *ohne* dadurch fett zu werden. Die wichtigste ist der Genuss. Und genießen kann man nur, worauf man Lust hat.

Lustesser sind schlank

Jedenfalls solange die Zunge nicht der einzige Muskel ist, den sie bewegen. Lustesser scheren sich nicht darum, wie voll ihr Teller noch ist oder ob ein Essen teuer war. Wenn sie satt sind, hören sie auf zu essen, Punkt. An einem Büfett halten sie sich ausschließlich an die Desserts, falls ihnen danach ist, oder nehmen dreimal vom Kartoffelgratin und lassen alles andere

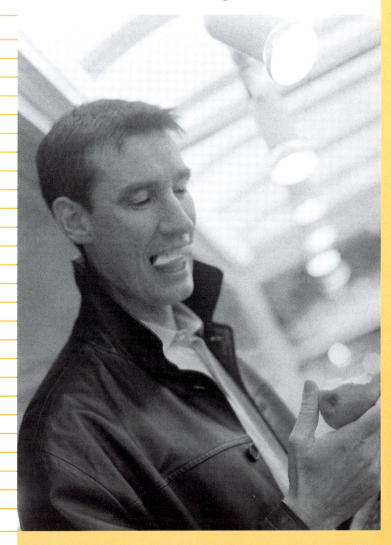

links liegen. Wenn der Salat himmlisch schmeckt, können sie sich schon daran rund essen, auch wenn noch drei Gänge folgen sollten. Sie richten sich auch nicht danach, zu welcher Tageszeit welches Mahl gegessen werden sollte. An einem Sonntag kann es passieren, dass Lustesser bis 11 Uhr frühstücken und um 16 Uhr ein warmes «Mittag» essen. Oder eine große Schüssel Obstsalat. Vielleicht veranstalten sie aber auch ein Gelage mit Waffeln. Das Einzige, was zählt, ist, *worauf sie gerade Lust haben*. Ihr Bauch entscheidet. Wenn es Kuchen gibt, und ein Lustesser Appetit auf etwas Herzhaftes hat, dann schmiert er sich in der Küche eben ein Käsebrot.

Es ist eine Freude, mit diesen Menschen essen zu gehen. Sie diskutieren nicht darüber, ob sie wohl von dem Nachtisch «dürfen», sondern löffeln ihn mit vor Wonne verdrehten Augen. Sie stochern nicht in einem Salat herum, sodass einem jede Lust auf die eigene Lasagne vergeht. Sie geben keine verächtlichen Kommentare über den Kalorien- oder Fettgehalt der verschiedenen Gerichte ab. Lustesser stürzen sich aber auch nicht auf ihre Mahlzeit, als seien sie wochenlang bei Wasser und Brot gehalten worden, und schaufeln dann wortlos Gabel um Gabel in den Mund.

Die Gerichte im Rezeptteil sollen auch Sie zum Lustesser machen, deshalb werden Sie dort keine Kalorienangaben finden. Ein geringer Kaloriengehalt verführt ohnehin nur dazu, mehr zu essen, wie Sie noch sehen werden.

Ein echter Lustesser begeistert sich daran, wie das Essen auf dem Teller arrangiert ist, und saugt den Duft in sich auf, bevor er den ersten Happen probiert. Er widmet sich jedem Bissen mit der gleichen Aufmerksamkeit wie seinem Gesprächspartner oder seinem Getränk – abwechselnd. Er legt zwischendurch auch mal das Besteck zur Seite, lehnt sich vielleicht zurück und lässt seinem Bauch Zeit für die Entscheidung, ob er mehr möchte oder nicht. Er will auch nicht sofort zahlen, sobald der Teller leer gekratzt ist. Wer das tut, springt wahrscheinlich auch beim Sex gleich nach dem Höhepunkt aus dem Bett, womöglich um unter die Dusche zu rennen. Der Lustesser lässt das gute Essen noch ein wenig nachklingen oder schlürft mit der gleichen Inbrunst, mit der er das Menü genossen hat, noch einen Kaffee

Die Entdeckung der Langsamkeit

Wahrscheinlich haben Sie auch schon mal ein Exemplar dieser immer seltener werdenden Gattung der Lustesser zu sehen bekommen und waren voller Neid. Wie kann man so im Essen schwelgen und trotzdem nicht dick sein? Vermutlich ist der Typ genetisch bevorzugt, halt ein schlechter Futterverwerter – die Welt ist ungerecht. Das mag vielleicht sogar sein, aber es ist nicht der Schlüssel zum Figurgeheimnis dieser Zeitgenossen.

Der Schlüssel ist, für *Befriedigung* zu sorgen. Wer Salat isst, obwohl er ein Steak möchte, hält das Bedürfnis zu essen wach. Hier liegt die Ursache, wenn Sie nach dem Essen zwar pappsatt sind (körperlich), aber trotzdem auf dem Weg aus der Küche noch Schokolade nachschieben. Doch selbst wenn man das Steak isst, sorgt es nur dann für Befriedigung, wenn man es auch wirklich genießt – also den

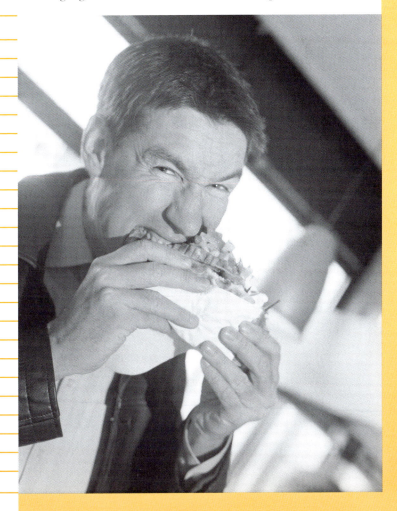

Geschmack richtig auskostet. Das ist nur möglich, wenn man langsam und konzentriert isst. Nur wenn man seinem Essen genug Aufmerksamkeit schenkt, kann der Sättigungsmechanismus wirken, der eine Speise von Bissen zu Bissen ein bisschen unattraktiver macht. Und nur dann hat das Gehirn die Chance, die Meldung «Der Magen ist voll» zu empfangen, bevor man so viel gegessen hat, dass man sich kaum noch rühren kann.

Sie sind skeptisch und fürchten, nur noch Hamburger und Schokoriegel zu essen, wenn Sie Ihren Appetit von der Leine lassen? Dafür gibt es keinen Grund. Wie gesagt: Was man darf, ist gleich viel weniger interessant. Wenn Sie die Lust auf einen Hamburger packt, dann genehmigen Sie sich einen – aber mit der Inbrunst eines Lustessers. Dann ist das Bedürfnis zumindest erst mal gestillt, denn ein mit drei Happen verschlungenes Hackbrötchen ist für das Gehirn praktisch nicht existent. Vielleicht wird Ihnen so aber auch bewusst, wie wenig Genuss eigentlich in einem Hamburger steckt, selbst wenn man noch so konzentriert isst. Ein genormtes, pappiges Ding – Einheitsfraß ohne jegliche Spannung, ohne die geringste Überraschung für die Geschmacksnerven. Genauso aufregend und ansprechend ist das Ambiente des «Restaurants». Wenn Fastfood kein Tabu mehr ist, kann beim nächsten Mal die Antwort auf die Frage «Gehen wir schnell zu xxx?» (Name der Imbissbude einsetzen) vielleicht lauten: «Keine Lust».

Im Jahr 2000 gaben die Amerikaner 110 Milliarden Dollar für Fastfood aus. Das war deutlich mehr als für Bücher und Zeitschriften, Filme und Videos sowie neue Autos zusammen.

Sie sind nach wie vor nicht überzeugt, dass Sie sich im großen Stil für Grünzeug begeistern und wirklich Lust darauf entwickeln können? Wahrscheinlich haben Sie immer noch die falschen Gerichte vor Augen. Bei vielen Gesundköstlern hat man den Eindruck, sie interpretierten die positiven Wirkungen von Gemüse nach dem Motto: «Eine Medizin, die schmeckt, wirkt nicht!» Wenn Sie erleben wollen, wie lecker und appetitlich Gemüse sein kann, dann lassen Sie die Ernährungsfachleute und Diätbuchautoren mit den erhobenen Zeigefingern links liegen und geben Sie sich vertrauensvoll in die Hände von guten Köchen und Kochbüchern, bei deren Rezeptideen Ihnen das Wasser im Munde zusammenläuft. Der Rezeptteil am Ende des Buches hat hoffentlich auch diesen Effekt …

Die Bekehrung zum Gemüseliebhaber muss ja auch nicht von heute auf morgen passieren. Aber Sie könnten sich zum Beispiel vornehmen, einmal pro Woche oder pro Monat essen zu gehen und etwas Neues zu probieren. Wenn der Chinese Sie schon mit: «Wie immel die Vielunddleißig?», begrüßt, sollte Ihnen das zu denken geben.

SCHLANK LEBEN IM ALLTAG

Kosten Sie doch auch mal die Küche anderer Nationen, probieren Sie sich durch die Karte, und testen Sie Ihre eigenen Kochkünste.

Kochbücher für Greenhorns am Herd

«Basic Cooking» von Sabine Sälzer und Sebastian Dickhaut, Verlag Gräfe und Unzer: Einfach und lecker. Das «Basic» bezieht sich auch auf die Ausstattung der Küche und die Zutaten. Ideal für Anfänger.

«Das große Buch der vegetarischen Küche» von essen und trinken, Verlag Naumann & Göbel, sowie «Kochvergnügen vegetarisch» von Dagmar von Cramm, Verlag Gräfe und Unzer – In beiden Büchern stecken köstliche Rezepte für alle, die beim Gemüse auf den Geschmack kommen wollen. Überwiegend einfach und schnell zu machen.

«Schnellrezepte» von Jenni Fleetwood, Bechtermünz Verlag – Egal, ob Sie 30, 20 oder sogar nur 10 Minuten Zeit haben; in diesem Buch finden Sie ein passendes Rezept. Fotos erläutern schrittweise die Herstellung des Gerichts, da kann eigentlich nichts mehr schief gehen.

«Das große GU-Familienkochbuch» von Dagmar von Cramm, Verlag Gräfe und Unzer – Lassen Sie sich nicht vom Titel abschrecken, selbst wenn Sie überzeugter Single sind. Denn Familie hin oder her; die Gerichte sind superlecker, überwiegend ohne großen Aufwand zu kochen, und es gibt viele Tipps zum Austauschen einzelner «Mag ich aber nicht»-Zutaten.

Den «Jieper» zähmen

Die Genussstrategie ist auch die richtige Methode, mit Süßigkeiten umzugehen. Erste Maßnahme: Keine Gummibärchen mehr essen (kein Fett und weniger Kalorien), wenn es Schokolade ist, nach der Sie lechzen. Zweite Maßnahme: Totale Hingabe. Ab jetzt wird die braune Leckerei so behandelt, wie sie es verdient – als Kostbarkeit. Gedankenlos beim Fernsehen, am Computer oder im Stehen zwischen Tür und Angel reingeschobene Stücke werden vom Gehirn so gut wie gar nicht registriert. Wenn man nicht wirklich etwas davon hat, brauchen die grauen Zellen die Schoki riegel- oder sogar tafelweise, um die Gier zu befriedigen. Setzen Sie sich stattdessen gemütlich hin und widmen Sie sich Ihrer Schokolade voll und ganz. Knabbern Sie kleine Stücke ab, lassen Sie jedes einzelne langsam im Mund zergehen, versuchen Sie jede Nuance zu entdecken. Vielleicht schließen Sie sogar die Augen und versuchen in Gedanken zu beschreiben, was Sie schmecken. Wer das Naschen so zelebriert, braucht viel weniger Schokolade, um seinen «Jieper» zu befriedigen. Die Beschränkung auf zwei Stückchen ist dann kein Verzicht mehr. Übrigens gilt das Ganze auch für sämtlichen anderen Süßkram; mit Schokolade lässt sich das Prinzip nur am besten erklären. Lakritze, Weingummi, Chips und Karamellbonbons haben die gleiche Konzentration verdient!

Gönnen können

Genuss und schlechtes Gewissen schließen sich gegenseitig aus. Nur wenn Sie sich zugestehen, was Sie sich in den Mund stecken, können Sie die Hingabe überhaupt entwickeln, die für das langsame, aufmerksame und bewusste Essen notwendig ist. Und es schenkt Ihnen eine Freiheit, von der gezügelte Esser nur träumen können. Wenn Sie sich erlauben, jederzeit zu essen, wonach es Sie verlangt, werden Sie es nicht mehr nötig haben, sich voll zu fressen. Mit dem Wissen, dass es später, morgen und nächste Woche wieder etwas Leckeres geben wird, können Sie mit dem Essen einfach aufhören, wenn Sie satt sind.

Nur das Beste ist gut genug

Sie sollen Ihr Essen also genießen. «Aber das tue ich doch», werden Sie vielleicht einwenden. «Ich habe ja die Probleme mit meinem Gewicht, *weil* ich Essen so sehr genieße.» Jede Wette: Das tun Sie nicht.

Trinken Sie den leckersten Kaffee oder immer den, der gerade am billigsten ist? Machen Sie sich die Mühe, ganze Bohnen erst kurz vor dem Aufbrühen zu mahlen? Nein. Mittags latschen Sie wie ein Schaf hinter Ihren Kollegen her in die Kantine, die das Ambiente eines Pathologiesaales hat und ein Essen serviert, das Ihnen noch Stunden später wie ein Ziegel im Magen liegt. Oder verduften Sie stattdessen mit ein paar Gleichgesinnten in das Restaurant zwei Ecken weiter, das einen schnellen, aber köstlichen Mittagstisch anbietet? Wenn Sie alle Gelegenheiten der vergangenen Woche zusammenzählen, bei denen Sie etwas gegessen haben, was nicht so besonders geschmeckt hat, kommt sicher eine ziemlich hohe Zahl heraus. Schluss damit! Hören Sie auf, die erlaubten Kalorien für Nahrungsmittel zu verschwenden, die weniger als perfekt sind. Nur dann kann es etwas werden mit dem Genießen.

Ja, es ist teurer, ins Restaurant zu gehen, anstatt in der Kantine zu essen. Es ist oft teurer, hochwertige Sachen zu kaufen und nicht die Billigheimer. Aber leisten könnten es sich die meisten; es ist alles eine Frage der Prioritäten. Wenn Ihnen ein schickes Auto wichtiger ist als das Material, mit dem Sie Ihre eigene Karosserie versorgen, kann es natürlich knapp werden mit den Euros. Dass es auch anders geht, können Sie sich in Frankreich oder Italien anschauen. Die Franzosen sind geradezu besessen von gutem Essen, und auch die Italiener geben mehr dafür aus als die Deutschen. Während die Bewohner des

«Stiefels» fast 13 Prozent ihres Nettoeinkommens für Nahrungsmittel zahlen, sind die Deutschen mit neun Prozent in diesem Punkt deutlich knickeriger.

Verstehen Sie das nicht falsch; es geht nicht darum, nur noch Trüffel, Austern und Hummer zu essen. Manchmal ist ein Butterbrot genau das Richtige; aber dann sollte es eine Scheibe frisches, duftendes Brot vom besten erreichbaren Bäcker sein, vielleicht noch warm oder ein wenig aufgetoastet, bestrichen mit kühler Butter und je nach Geschmack eine Prise Salz darüber ... Das kann man mit höchstem Genuss verspeisen – im Gegensatz zu einem vorgeschnittenen 08/15-Graubrot aus der Tüte mit Diätmargarine (es sei denn, Sie mögen gerade das besonders gern, aber dann wären Sie ein ganz besonderes Exemplar).

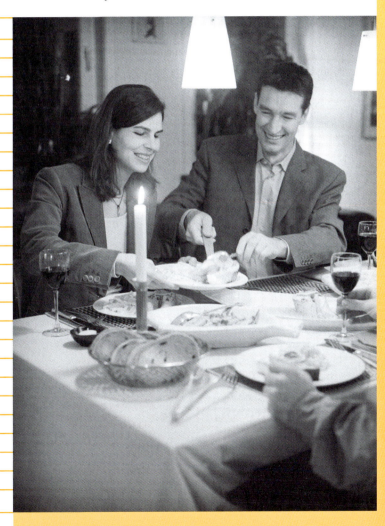

Natürlich muss man mitunter Kompromisse machen. Wenn der leckerste Bäcker 15 Kilometer entfernt ist, werden Sie kaum alle zwei Tage dahin pilgern, um sich mit frischem Brot zu versorgen. Der Ausweg: Sie machen alle zwei Wochen dort einen Großeinkauf und frieren die Brote ein, die aufgetauten stehen den frischen kaum nach. Als Single können Sie die Brote auch geschnitten im Tiefkühler versenken und nur dann ein paar Scheiben hervorholen, wenn Sie sie tatsächlich essen möchten. Ein paar Minuten im Toaster, und Sie haben warmes, knuspriges, leckeres Brot – und keinen minderwertigen Lappen, den Sie erst von allen Seiten auf Schimmel untersuchen müssen, weil er schon eine Weile bei Ihnen herumliegt. Solche Alternativen gibt es fast immer – werden Sie kreativ!

Wenn Sie mittags nicht an etwas Leckeres herankommen oder sich nicht die nötige Muße gewähren können, eine größere Mahlzeit in Ruhe zu essen, dann nehmen Sie sich doch einen Imbiss mit und essen abends warm. Die Rezepte in diesem Buch sind alle in spätestens einer halben Stunde auf dem Tisch. Wenn Sie aus finanziellen Gründen die Kantine nicht meiden können oder nicht immer Lust zum Kochen haben, dann lassen Sie nicht gleich die ganze Idee fallen, sondern leisten sich den größeren Genuss eben, sooft es geht. Wenn Sie Single sind und nicht für sich alleine kochen mögen, können Sie sich ja – zumindest für ein, zwei Abende pro Woche – mit Freunden oder Nachbarn zum Brutzeln treffen oder sich abwechselnd gegenseitig «bekochen». In manchen Städten gibt es sogar richtige «Männer-Kochclubs». Sie werden sehen: Besser essen ist nicht nur mit etwas mehr Kosten und Mühen verbunden, sondern auch mit mehr Spaß und Lebensfreude.

Die 25 besten Strategien schlanker Männer

So geht's wirklich

Die wichtigsten Dinge, die schlanke Männer richtig machen, kennen Sie ja schon: Keine Verbote, Qualitätsbewusstsein und intensiver Genuss. Es gibt da aber noch ein paar Tricks, die Sie sofort umsetzen können.

Zum Trinker werden

Bisher war immer nur vom Essen die Rede, und tatsächlich vergessen viele Menschen das Trinken gleich in zweifacher Hinsicht. Einerseits trinken sie zu wenig, was die Leistungsfähigkeit des Körpers sowohl in physischer

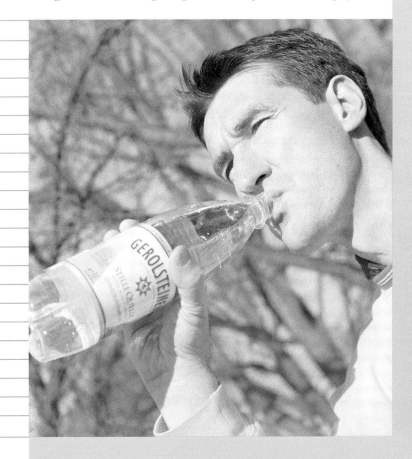

als auch in geistiger Weise verringert – und das schon, bevor ein Durstgefühl aufkommt. Abgesehen davon, dass der Stoffwechsel nur mit genügend Flüssigkeit optimal funktionieren kann, füllt diese auch den Magen und hemmt dadurch Hungergefühle. Wenn Sie Hunger verspüren, sollten Sie deshalb immer erst mal ein großes Glas Wasser trinken – entweder ist der Schmacht dann für eine Weile weg, oder Sie beugen durch die Füllung des Magens zumindest einer hemmungslosen Fressorgie vor.

Der zweite Punkt in Sachen Trinken betrifft die geschlürften Kalorien. Wissenschaftler haben herausgefunden, dass der Körper flüssige Kalorien nicht richtig registriert. So mussten Versuchspersonen zunächst vier Wochen lang jeden Tag den Gegenwert von 450 Kalorien als Jelly-Beans futtern, danach weitere vier Wochen die gleiche Energie als Limonade trinken. Währenddessen sollten sie wie gewohnt essen und das Verzehrte notieren. Ergebnis: An den Tagen mit Jelly-Beans sparten die Probanden – ohne sich dessen bewusst zu sein – die zusätzlichen 450 Kalorien ungefähr in gleicher Höhe irgendwo anders ein, sodass sie unterm Strich nicht mehr Energie aufnahmen als ohne die Süßigkeit. Die Limonadenkalorien wurden jedoch einfach «obendrauf gepackt». Um nicht in diese Falle zu tappen, sollten Sie gezuckerte Getränke nur noch mit spitzen Fingern anfassen.

Aufpassen beim Apéritif

Apéritif ist ein vornehmes Wort für Appetitanreger, und genau so funktioniert das Schlückchen vor dem Essen auch, wie ein Versuch an der Universität Maastricht bewies. Den Probanden wurde entweder ein alkoholisches Getränk serviert, Fruchtsaft, Saft mit Proteinen, Saft mit Fett (alle Drinks hatten den gleichen Kaloriengehalt) oder aber ein Glas Wasser. Eine Kontrollgruppe bekam gar nichts. Bei der Mahlzeit eine halbe Stunde später durften die Versuchsteilnehmer so viel essen, wie sie wollten. Ergebnis: Wer den Alkohol getrunken hatte, langte deutlich kräftiger zu. Die höhere Energieaufnahme wurde auch in den nächsten 24 Stunden nicht ausgeglichen. Sie müssen einen Begrüßungscocktail deshalb nicht ausschlagen; seien Sie jedoch gewarnt.

Dass Alkohol in Maßen trotz seiner Kalorien und der Vorfahrt bei der Verbrennung keine negativen Auswirkungen auf die Figur hat, wissen Sie ja schon. Bei festlichen Gelegenheiten (wo zudem auch noch oft zu viel gegessen wird) gibt es folgenden Ausweg: Trinken Sie auf jedes Glas Wein oder Bier ein Glas Mineralwasser; so brauchen Sie auf den

Genuss nicht zu verzichten und stehen auch nicht als langweiliger Abstinenzler da, trinken aber nur die Hälfte. Das Wasser macht den Alkohol zudem bekömmlicher, weil dieser dem Körper Flüssigkeit entzieht – das ist einer der Gründe für den dicken Kopf am nächsten Tag.

Vorher zuschlagen

Sie haben sich bei Restaurantbesuchen immer die Suppe vorweg verkniffen? Das war ein Fehler, denn besonders eine klare Brühe füllt den Bauch mit wenig Kalorien und verringert die Gefahr, sich am Hauptgang zu überfressen. Ein schöner Salat vorweg erfüllt den gleichen Zweck. Einen lieblos angerichteten Beilagensalat können Sie dagegen ruhig links liegen lassen, da wäre es schade um die Kalorien und um den Platz im Magen.

Glotze abschaffen

Forscher haben herausgefunden, dass das Ausmaß des Übergewichts direkt mit der Zahl der vor dem Fernseher verbrachten Stunden zusammenhängt. Sollte das verwundern? Jede Stunde vor dem Bildschirm (ja, auch der Computer ist gemeint!) sind körperlich untätig verbrachte 60 Minuten, während gleichzeitig oft die Kalorienaufnahme durch Chips, Schoki und Eis die Skala sprengt. Auch wer nur die normalen Mahlzeiten vor dem Fernseher isst, futtert meist zu viel, denn nichts lenkt mehr vom Teller ab.

Am besten wäre es also, die Kiste(n) aus der Wohnung zu verbannen. Sie würden sich wundern, wie viel Zeit für Sport, Kochen, interessante Kurse, Freunde und Familie Sie auf einmal hätten. Und für Bücher! Obwohl gemütliches Lesen für die Figur auch nicht unbedingt förderlich ist. Aber man muss ja auch nicht jeden Teil des Lebens unter diesem Aspekt sehen.

Doch der TV-Entzug kann auch weniger radikal sein. Genießen Sie das Fernsehen einfach in der gleichen Weise, wie Sie es bereits für Süßigkeiten kennen gelernt haben: Wenn schon, dann widmen Sie sich der Sendung ganz. Schalten Sie die Glotze nicht automatisch ein, wenn Sie nach Hause oder ins Wohnzimmer kommen, sondern nur dann, wenn Sie wirklich etwas sehen wollen. Und das sollten nur solche Programme sein, für die Sie auch ins Kino gehen würden, wenn es sie im Fernsehen nicht gäbe. Sie werden bald feststellen: Da bleibt nicht viel über. Ein guter Trick ist auch, die gewünschte Sendung auf Video aufzunehmen. Dann bleiben Sie nicht nach deren Ende paralysiert vor der Glotze kleben und können außerdem die Werbung vorspulen, sodass Ihnen mehr Zeit für ein aktives Leben bleibt.

Sie sind ein unverbesserlicher TV-Junkie? Dann stellen Sie sich einen Hometrainer vor den Bildschirm und verbinden Sie das Angenehme mit dem Nützlichen. Gute Ergometer und Stepper müssen nicht die Welt kosten; man bekommt sie nämlich problemlos über den Kleinanzeigenteil der Zeitung. Da heißt es gleich reihenweise: «Kaum gebraucht …» Ihnen dagegen wird das Strampeln indoors nicht so schnell leid werden – denn Sie dürfen ja beim Trainieren fernsehen. Für alle Computerabhängigen: In manchen Fitnessstudios kann man während des Ergometertrainings im Internet surfen. Jetzt haben Sie wirklich keine Ausrede mehr.

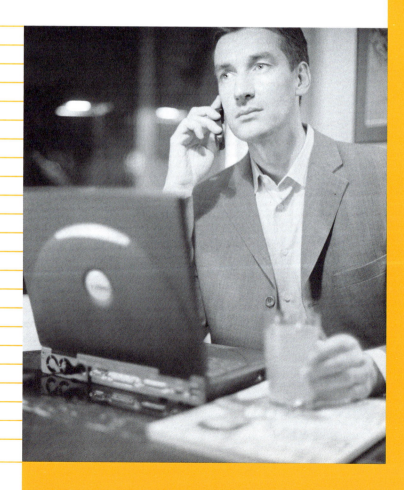

SCHLANK LEBEN IM ALLTAG

Sich entspannen

Das Mahlen der Kiefer baut Stress ab, fanden Forscher heraus – kein Wunder, dass so viele Menschen sich bei Ärger und Überlastung etwas zwischen die Zähne schieben. Die richtige Entspannungsmethode zu finden und anzuwenden ist einer der wichtigsten Unterschiede zwischen Ex-Dicken, die ihr schlankes Gewicht halten, und denen, die wieder zunehmen. Das ergab die Lean-Habits-Studie der Fachhochschule Hamburg, eine der größten Untersuchungen zu schlanken Gewohnheiten.

Es muss nicht immer Yoga oder Autogenes Training sein, obwohl Sie da längst nicht mehr allein unter Frauen wären. Hervorragend geeignet sind auch Bogenschießen, Singen, Gartenarbeit, Billard und ähnliche Hobbys, die körperliche Konzentration verlangen und dabei den Geist zur Ruhe kommen lassen. Probieren Sie einfach aus, womit Sie sich am wohlsten fühlen. Das Volkshochschulprogramm ist selbst in kleinen Städten oft so umfangreich, dass Sie günstig in die unterschiedlichsten Bereiche «reinschnuppern» können. Übrigens: Mit Sport landen Sie gleich zwei Treffer, denn das Training verheizt nicht nur Kalorien, sondern baut auch Stresshormone ab. Ob Sie vor der Arbeit oder danach trainieren, ist egal – die größere Gelassenheit, die Ihnen das körperliche Austoben verschafft, hält sogar über mehrere Tage an.

Zur Schlafmütze werden

Es ist ein Märchen, dass man sich angewöhnen könnte, mit fünf oder sechs Stunden Schlaf auszukommen. Das Schlafbedürfnis ist genetisch festgelegt, wenn es sich auch mit dem Alter oder den Jahreszeiten ändern kann – bei manchen mehr, bei anderen weniger. Wenn Sie also acht Stunden brauchen, um ausgeruht zu sein, dann sorgen Sie möglichst dafür, dass Sie diese auch bekommen. Einer Studie der Universität Chicago zufolge sorgt zu wenig Schlaf schon nach einer Woche für Veränderungen im Hormonhaushalt und im Stoffwechsel, die nicht nur die Entstehung von Speckrollen, sondern auch von chronischen Erkrankungen wie Diabetes fördern.

Sorgen Sie außerdem für ein sanftes Erwachen, um nicht gleich morgens die Stresshormone zu wecken. Die Lieblingsmusik ist deshalb einem schrillen Alarmton vorzuziehen. Dafür brauchen Sie sich noch nicht mal einen neuen Wecker anzuschaffen, es reicht eine Zeitschaltuhr am CD-Player, die man für ein paar Euro im Baumarkt

Adressen von Schlafmedizinern bekommen Sie bei der Deutschen Gesellschaft für Schlafforschung und Schlafmedizin unter der Rufnummer 0 66 91/ 27 33 oder der Internet-Adresse www.dgsm.de («Schlaflabore» anklicken).

bekommt. Noch sanfter ist es, sich mit Licht wecken zu lassen. In der hellen Jahreshälfte reicht es, auf Vorhänge weitgehend zu verzichten, um das Aufstehen zu erleichtern. Im Winter hilft ein Lichtwecker (z. B. www.davita.de); innerhalb von 20 Minuten erhellt er das Schlafzimmer immer stärker und simuliert so einen Sonnenaufgang. Wenn Sie trotz ausreichender Stunden im Bett nicht ausgeruht sind, sollten Sie sich an einen Facharzt für Schlafmedizin wenden. Gerade übergewichtige Männer leiden oft unter Schlafapnoe, also nächtlichen Atemaussetzern, die die Gesundheit extrem gefährden und durch bleierne Müdigkeit am nächsten Tag die Lebensqualität zunichte machen. Schnarcher sind besonders häufig betroffen, auch wenn sie nicht übergewichtig sind.

Frühstücken

Okay, Sie sollen sich so viel Schlaf wie möglich holen. Aber doch nicht auf Kosten des Frühstücks! Versuche ergaben: Wer nicht aus Appetitlosigkeit auf das

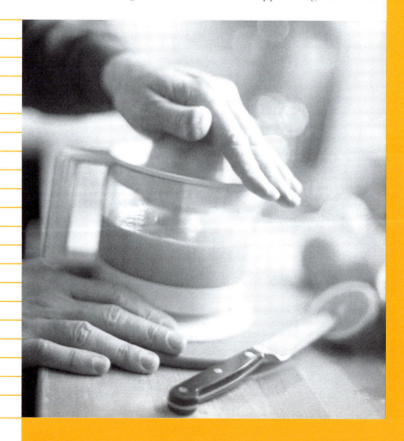

SCHLANK LEBEN IM ALLTAG

Frühstück verzichtet, sondern aus Zeitmangel oder um eine Mahlzeit zu überspringen, holt die «gesparten» Kalorien später doppelt und dreifach rein. Besser als das klassische deutsche Süßfrühstück mit Honig- und Marmeladenbrötchen wäre übrigens der Verzehr von Früchten, vielleicht mit Joghurt oder anderen Milchprodukten. Denn nach einer solchen Mahlzeit mit niedrigem Glykämischen Index ist der Blutzucker- und Insulinanstieg im Blut nicht nur nach dem Frühstück vergleichsweise niedrig, sondern fällt auch bei der nächsten Mahlzeit geringer aus, als es bei der jeweils verzehrten Portion eigentlich zu erwarten wäre («Second-Meal-Effect»).

Konzentrieren

Während des Essens sind eigentlich nur zwei «Nebentätigkeiten» akzeptabel, nämlich Lesen und Reden – wenn Sie es richtig machen. Mit einer interessanten Zeitung können Sie zum Beispiel das Frühstück herrlich in die Länge ziehen: Auf den Leitartikel folgt ein genüsslicher Bissen vom Brötchen, dann eine Glosse, darauf ein Schluck Kaffee … Wichtig ist nur, nicht mit Augen und Gehirn auf den Zeilen zu verweilen, während Sie essen. Solange Sie einen Bissen im Mund haben, widmen Sie sich diesem ganz, erst dann ist wieder die Lektüre dran. Sie werden sich satt und befriedigt fühlen, ohne sich überfressen zu haben. Genauso verfahren Sie beim Gespräch mit den Menschen an Ihrem Tisch. Wenn Sie einen Bissen im Mund haben, versuchen Sie sich darauf zu konzentrieren (nicht immer ganz einfach, wenn Ihr Gegenüber gerade etwas Interessantes erzählt). Sprechen sollten Sie ohnehin nur dann, wenn Ihr Mund leer ist …

Waffen strecken

Wenn es Ihnen schwer fällt, langsam zu essen und sich nicht von Ihrer Mahlzeit ablenken zu lassen, sollten Sie mindestens nach jedem zweiten Bissen – besser noch nach jedem – Ihr Besteck weglegen oder das Butterbrot aus der Hand. Das verlangsamt Ihre Essgeschwindigkeit enorm; gedankenloses Reinschaufeln wird so unmöglich. Allein durch diese erzwungene Verzögerung wird es Ihnen viel leichter fallen, sich ganz bewusst dem Geschmack Ihres Gerichtes hinzugeben.

Sitzen bleiben

Ein Happen vor dem Verlassen des Hauses, eine Schale Pommes beim Einkaufen in der Stadt, am Schreibtisch der Sekretärin mal eben zwei Stück Schokolade abgreifen – im Stehen essen und schnell essen sind geradezu Synonyme. Schnell essen und bewusst genießen sind jedoch Gegensätze. Solche «im Vorbeigehen» gefutterten Happen verbucht das Gehirn oft nicht auf dem Kalorienkonto – selbst wenn es sich um einen ausgewachsenen Cheeseburger handelt. Und das bedeutet: Es hat auch deutlich weniger Einfluss auf die Sättigungssignale. Die zusätzlichen Kalorien werden dann nicht – wie es eigentlich normal wäre – im weiteren Verlauf des Tages woanders eingespart.

Handtuch werfen

Wenn Sie satt sind oder ein bisschen Platz für das Dessert lassen wollen, dann legen Sie Ihr Besteck nebeneinander an den rechten Rand des Tellers – als ob Messer und Gabel die Zeiger einer Uhr wären und 15.15 Uhr zeigten. Das ist laut Knigge das Signal für den Ober oder den Gastgeber, den Teller abzuräumen. Bei privaten Einladungen muss man allerdings manchmal etwas drastischer zeigen, dass man nicht zu einer weiteren Portion verführt werden möchte: Legen Sie Ihre Serviette auf den Teller.

Nein sagen

Gegen manch übereifrigen Gastgeber (berüchtigt sind Mütter, Schwiegermütter und Omas) hilft noch nicht mal der Serviettentrick. Da nützt alles nichts: Sie müssen lernen, ein höfliches, aber entschiedenes Nein zu formulieren. Wenn Sie keine Lust haben auf Kuchen oder ihn nicht wollen, weil Sie abends zum Essen eingeladen sind, dann essen Sie auch keinen – selbst wenn die Großtante droht, Sie zu enterben. Mit einem halbherzigen Gemurmel werden Sie nicht davonkommen, hier ist ein festes, deutliches «Nein, ich möchte keinen Kuchen» gefragt. Und bleiben Sie hart, sonst nimmt man Ihre nächste Absage erst recht nicht mehr ernst. Schließlich sind Sie ein Mann und kein Problemfilmgucker, oder? Kompromissangebot für die Bäckerin und Ihre Zunge (falls diese den Kuchen sehr wohl möchte): Lassen Sie sich ein Stück für später einpacken.

Kochen lernen

Wer nicht kochen kann, ist von dem abhängig, was Industrie und Gastronomie ihm vorsetzen. Wieso lassen Sie sich das gefallen; Sie wollen doch sonst auch am liebsten alles selbst machen? Kochen ist eine Kunst, die man lernen kann. Erkundigen Sie sich bei Krankenkassen oder der örtlichen Volkshochschule nach Kursen, da gibt es fast immer etwas. Sie können sich aber auch eines der Rezepte aus diesem Buch oder aus einem der vorgestellten Kochbücher aussuchen und loslegen. Es ist wie Autofahren: Man kann die Theorie aus Büchern lernen und die praktischen Grundbegriffe in der Fahrschule – aber Erfahrung und Gelassenheit im Straßenverkehr bekommt man nur, indem man fährt.

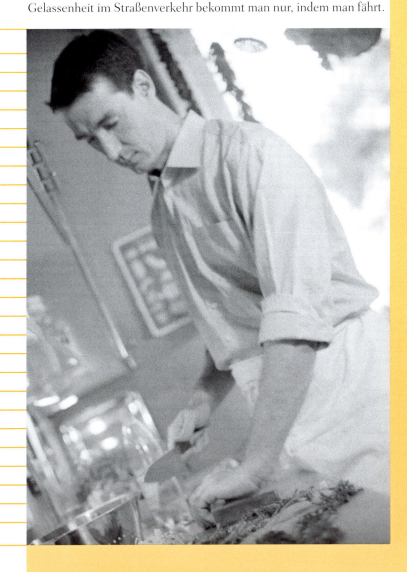

Keinen Müll schlucken

Der Käse muss weg, und um das Stück Braten wäre es ja auch schade. Sollten Sie satt sein oder keinen Appetit darauf haben, dann essen Sie das Zeug auch nicht. Wenn es dann in die Tonne wandert, geht davon die Welt nicht unter. Kein Kind in der Sahelzone hungert weniger, weil Sie sich die Plautze voll hauen. Kaufen Sie beim nächsten Mal weniger.

Sich verzetteln

Um den Kühlschrank nicht unnötig voll zu packen, sollten Sie die zwei ältesten Hausfrauenregeln beachten: Nur satt einkaufen und einen Einkaufszettel mitnehmen.

Mit so einem Papier bewaffnet, haben Sie die lästige Aufgabe erstens schneller erledigt, und zweitens verringert sich die Gefahr kalorienlastiger Spontankäufe. Manchmal kann schlank leben so simpel sein.

Light links liegen lassen

Lightprodukte mögen vielleicht fettärmer sein als andere Produkte ihrer Art (selbst das ist nicht zwingend der Fall), enthalten oft aber genauso viele Kalorien. Und selbst wenn das nicht zutrifft, betrügt man sich häufig selbst damit. Das zeigte zum Beispiel ein Versuch der Pennsylvania State University, bei dem die Probanden Joghurts mit unterschiedlichem Fettgehalt bekamen. Wer glaubte, ein fettfreies Produkt gehabt zu haben, aß danach mehr als die anderen – egal, wie viel Fett der Joghurt tatsächlich enthielt. Zudem gibt es Hinweise darauf, dass sich nur die Psyche vom vollen Geschmack der Produkte täuschen lässt, nicht aber der Körper. Wenn er um sein Fett oder seinen Zucker betrogen wird, holt er sich das begehrte Zeug eben woanders. So erklärt sich, dass es in Untersuchungen keine Rolle spielte, ob jemand fettarme oder normale Chips knabberte. Im Laufe des restlichen Tages aßen die Teilnehmer beider Gruppen insgesamt gleich viel Kalorien.

Nicht hamstern

Horten Sie keine Süßigkeiten, Chips und ähnlichen Kram. Wenn das Zeug im Haus ist, verschwindet es auf unerklärliche Weise ziemlich schnell in Ihrem Magen. Kaufen Sie nur dann etwas, wenn Sie wirklich Lust darauf haben, und dann auch nur genau diese Sorte. Im Notfall kann man sich in Deutschland fast überall seinen Stoff in der nächsten Tankstelle besorgen. Wenn Sie meist nach der gleichen Leckerei gieren, ist die Gefahr des Plünderns geringer als bei großer Vielfalt im Schleckversteck. Dann sollten Sie eine kleine Menge der begehrten Köstlichkeit bereithalten, damit sich ein kleiner Jieper nicht zu einem großen ausweiten kann.

Schokogier exorzieren

Wer andauernd Lust auf Schokolade hat, wird es schwer haben, schlank zu bleiben. Die wichtigste Maßnahme, die Gier auf ein figurverträgliches Maß zu reduzieren, kennen Sie schon: hingebungsvoller Genuss. Die Zeit des Naschens spielt aber auch eine Rolle, fanden britische Forscher heraus. Sie baten ihre Versuchspersonen, zwei Wochen lang täglich Schokolade zu essen. Die eine Gruppe sollte unmittelbar nach dem Mittag- und dem Abendessen zuschlagen, die andere erst zwei bis drei Stunden nach diesen Mahlzeiten. Dann regt sich im Körper langsam schon wieder der Hunger, und das ist wohl auch die Ursache für das Ergebnis: In der letzten Gruppe blieb der Schokohunger ungebrochen, er wuchs sogar zum Teil noch. Bei den anderen Probanden sank die Beliebtheit der Süßigkeit bis zum Ende des Versuchs immer weiter. Wenn Sie Ihren Jieper also ein wenig in seine Schranken weisen wollen, dann probieren Sie doch mal diese Strategie: Schokolade gibt es als köstlichen Nachtisch, als Snack dagegen lieber Obst oder Joghurt. Gleichzeitig sollten Sie darauf achten, genug Tageslicht abzubekommen. Eine der Ursachen für verstärkten Süßhunger im Winter ist nämlich der Mangel an Serotonin, einem Nervenbotenstoff, der für gute Laune sorgt. Und Süßigkeiten, besonders Schokolade, enthalten Substanzen, die die Bildung von Serotonin anregen. Doch selbst an trüben Wintertagen kann die Sonne das besser. Optimal: Gleichzeitig die Bildung von Glückshormonen durch Bewegung anregen.

Macht Schokolade süchtig?

Immer wieder wird davon berichtet, dass die braune Leckerei Sucht erzeugende Substanzen enthält. Das stimmt auch, aber das ist es nicht, was zum Naschen verführt. In einem Versuch der Universität Pennsylvania durften die Probanden bei Lust auf Schokolade zugreifen – manche hatten statt normaler dunkler Schokolade allerdings eine weiße Sorte (enthält vom Kakao nur die Butter) oder Kapseln mit Kakaopulver oder Mehl. Das Ergebnis war eindeutig: Nur dunkle Schokolade kann die Gier wirklich besänftigen, selbst die weiße schaffte nur die halbe Befriedigung. Der Kakao mit all den psychoaktiven Stoffen, die schon darin gefunden wurden, bewirkte in Kapselform nichts, das Mehl schon gar nicht. Der Reiz ist wohl eher der zarte Schmelz im Mund und das Gefühl, etwas «Sündiges» getan zu haben. Hinzu kommt, dass viele Menschen von Kind an mit Süßigkeiten – allen voran Schokolade – getröstet und belohnt werden. Diese Verbindung ist im Gehirn so fest verknüpft, dass sie nur schwer wieder zu lösen ist.

Mehr zappeln

Wer mit den Fingern auf dem Tisch herumtrommelt, beim Telefonieren auf und ab geht oder Männchen malt, wird nicht so leicht dick. Das zeigte eine Studie der Mayo-Klinik in Rochester, Minnesota. 16 normal gewichtige Bürohengste mussten acht Wochen lang täglich 1000 Kalorien über ihren Bedarf hinaus essen. Alle nahmen zu, einige fast acht, andere dagegen nur ein Kilo. Diese Glücklichen hatten die überflüssigen Kalorien nahezu vollständig durch verstärkte Unruhe kompensiert, wie die Messungen der körperlichen Aktivität zeigten. Der beste Zappler brachte es auf knapp 700 Kalorien Extraverbrauch durch kleinste Bewegungen. Sie müssen jetzt nicht anfangen, ständig mit irgendetwas nervös zu spielen oder mit dem Fuß zu wippen. Das Beispiel sollte nur zeigen: Kleinvieh macht auch Mist. Jede Bewegung zählt. Nehmen Sie also jede Treppe mit, besuchen Sie Ihre Kollegen, anstatt Mails zu schreiben, und holen Sie sich Ihren Kaffee selbst. Und kauen Sie Kaugummi – das bewahrt nicht nur vor unbewusstem Reinschieben von Keksen und Schokoladenstückchen, sondern verbraucht auch 11 Kalorien pro Stunde. Das summiert sich.

Vorsicht bei Vielfalt

Abwechslungsreich zu essen ist gut für die Gesundheit, keine Frage. Der Körper *will* diese Vielfalt, um auch bestimmt genug von allen Nährstoffen zu bekommen; die Lust, von vielen verschiedenen Dingen zu kosten, ist angeboren (wird allerdings erst nach dem Säuglingsalter wirksam, sonst würde das Baby ja der Muttermilch überdrüssig). Doch Vorsicht: Je mehr Leckereien angeboten werden, desto größer ist die Wahrscheinlichkeit, zu viel zu essen. Das ergaben mehrere unterschiedlich gestaltete Versuche. Danach wird selbst eine noch so köstliche Speise von Bissen zu Bissen unattraktiver, bis man irgendwann nichts mehr davon möchte. Sind viele verschiedene Schmankerln im Angebot, ist dieser Sättigungsmechanismus jedoch machtlos. Nehmen Sie bei

Büfetts deshalb von allem nur wenig und achten Sie noch genauer darauf, den anderen Sättigungsmechanismen eine Chance zu geben, indem Sie langsam und bewusst essen und genießen. Lassen Sie außerdem mindestens eine Viertelstunde vergehen, bevor Sie ein zweites Mal mit Ihrem Teller losziehen.

Seltener essen

Die Ernährungsforscher streiten noch, ob drei größere oder fünf bis sieben kleinere Mahlzeiten günstiger sind für die Figur. Mehrere kleine Mahlzeiten lassen den Blutzuckerspiegel weniger schwanken und beugen so Heißhunger vor. Größere Mahlzeiten machen dagegen satter. Zudem sinkt bei längeren Pausen zwischen den Mahlzeiten der Insulinspiegel tiefer, was möglicherweise den Fettabbau verbessert.

Bei vielen Übergewichtigen sind fünf Mahlzeiten jedoch auf jeden Fall ein Flop. Der Grund: Es fällt ihnen schwer, mit dem Essen aufzuhören. Bei einem Versuch wurde Schlanken und Dicken Suppe serviert, wobei die Teller so präpariert waren, dass über den Tellergrund unbemerkt Suppe nachfließen konnte. Die Schlanken hörten nach etwa einem Teller auf zu essen und schöpften Verdacht. Die Dicken dagegen aßen bis zu fünf Teller «leer». Ob Sie eher zu den Viel-Futterern oder den Dauernd-Knabberern gehören, könnte Ihnen ein Ernährungstagebuch verraten.

Nichts auslassen

Mahlzeiten ganz ausfallen zu lassen ist eine beliebte Strategie bei Menschen, die ständig auf ihre Figur achten. Funktioniert aber nicht. Natürlich ist es schlauer, mittags etwas Leichtes zu essen, anstatt sich ein Drei-Gänge-Menü reinzuhauen, wenn Sie abends eingeladen sind. Aber gar nichts oder lächerlich wenig zu knabbern, führt zu Heißhunger, Schlappheit, Konzentrationsmangel, schlechter Laune – und zu unkontrolliertem Futtern kalorienreicher Näschereien.

Der Reistag *nach* einem opulenten Menü ist ebenso falsch. Diese «Heute fressen, morgen fasten»-Mentalität ist nicht nur der erste Schritt in Richtung Essstörung, sondern führt auch dazu, mit Blick auf das kärgliche Morgen unbewusst mehr in sich reinzustopfen. Wenn Sie sich erlauben, immer gut und lecker zu essen, brauchen Sie sich bei solchen Events nicht mehr zu überfressen.

Teller verkleinern

Benutzen Sie kleinere Teller. Ernährungswissenschaftler haben festgestellt, dass auf einen großen Teller auch große Portionen geschaufelt werden. Und große Portionen führen bei den meisten automatisch dazu, mehr zu essen. Wenn Sie nach einem kleinen Teller noch nicht satt sind, können Sie sich ja immer noch ein zweites Mal bedienen. Das fühlt sich dann auch psychologisch nach «mehr» an. Aber warten Sie zwischendurch eine Weile, damit Sie sicher sein können, wirklich noch Hunger zu haben.

Keine gemeinsame Sache machen

Popcorn interessiert Sie normalerweise überhaupt nicht, aber wenn im Kino jeder Zweite mit einem Becher in Putzeimergröße ankommt, brauchen Sie auch unbedingt welches. Im Fußballstadion stehen Sie genau wie alle anderen in der Schlange, um sich eine mittelmäßige Currywurst zu holen. Und auf der Wies'n brauchen Sie eine Maß und ein Hendl. Wieso übt ein Nahrungsmittel einen so unwiderstehlichen Reiz aus, wenn es alle essen? Das ist Soziologie, die Identifikation mit der Gruppe. Man will dazugehören, mit anderen zusammen über die Gags lachen oder «Tor» schreien – sonst könnte man ja auch zu Hause bleiben. Diese Motivation kommt tief aus dem Unterbewusstsein – und da sollten Sie sie herausholen. Suchen Sie sich den schlampigsten Fußballfan oder den besoffensten Oktoberfestbesucher, jemanden, mit dem man absolut nichts gemein haben will und mit dem man schon gar nicht essen gehen würde. Nach dem Motto: «Der isst dieses Labber-Hähnchen? Und der Idiot stellt sich dafür auch noch stundenlang an und bezahlt Mondpreise? Ich nicht!»

Nachsichtig sein

Untersuchungen zeigen: Nicht die Harten haben beim Abnehmen Erfolg, sondern die Lässigeren. Wie gesagt: Die «rigide Kontrolle» funktioniert nicht. Es gibt immer Situationen, in denen man einen Plan nicht einhalten kann oder einfach mal schwach wird. Bei den Hundertprozentigen bricht dann alles zusammen. Sie schmeißen das ganze Sportprogramm, nur weil sie eine Woche geschwänzt haben, und kippen alle Vorsätze, sich anders zu ernähren, nur wegen eines Besuchs bei McDonald's in den Gully.

Seien Sie also nicht zu streng mit sich selbst. Neue Gewohnheiten brauchen lange, um sich einzuschleifen. Nach Erfahrung des Ernährungspsychologen Joachim Westenhöfer dauert es mindestens ein Jahr, eher noch länger, bevor einem eine neue Verhaltensweise in Fleisch und Blut übergegangen ist. Und selbst danach kommt es immer mal wieder zu Ausreißern. Sie haben gedankenversunken einen Riesenberg Lasagne verdrückt, fühlen sich gestopft wie eine Weihnachtsgans, können sich aber kaum noch an den Geschmack erinnern? Kommt vor. Sie ärgern sich über einen bräsig vor dem Fernseher verglotzten Abend? Manchmal hat man nun mal für nichts anderes mehr Energie. Machen Sie kein Drama draus, sondern sehen Sie es als eine Ausnahme an. Als solche wird es Ihnen die Figur nicht kaputtmachen. Wenn bestimmte «Ausrutscher» jedoch öfter vorkommen, sollten Sie mal genauer gucken, was dahinter steckt. Vielleicht kommt es ja immer dann zu diesem gedanken- und genusslosen Schlingen, wenn Sie sich im Job geärgert haben? Nach solchen Zusammenhängen sollten Sie suchen und das Übel dann an der Wurzel kappen.

Wegweiser durch den Lebensmittel-Dschungel

Schlank und lecker einkaufen und essen

In den Regalschluchten großer Supermärkte kann man ganz schön die Orientierung verlieren. So finden Sie sich zurecht und treffen die richtige Wahl.

Finger weg von Fix und Fertig

Je stärker ein Produkt industriell verarbeitet ist, desto weniger wertvolle Nährstoffe sind noch drin, und desto höher ist meist die Energiedichte. Und mal ehrlich: Auch der Geschmack haut einen doch selten vom Hocker. In der Zeit, in der eine TK-Pizza im Ofen ist, könnten Sie sich auch etwas Eigenes zusammenschmurgeln – leckerer, nährstoffreicher und trotzdem schlanker. Im Rezeptteil erfahren Sie, wie das geht.

Fleisch: Qualität kommt nicht von Qual

Kaufen Sie weniger, aber dafür die beste Qualität. Wer billiges abgepacktes Zeug kauft, ist selber schuld. Teures Fleisch muss nicht unbedingt gut sein, aber billiges ist auf jeden Fall eher minderwertig. Denn hochwertiges Fleisch *kann* man nicht billig produzieren. Artgerechte Haltung, gutes Futter und langsame Mast haben nun mal ihren Preis. Damit Sie dafür auch wirklich beste Ware bekommen, empfiehlt es sich, Produkte von kontrollierten Biofleischlieferanten zu kaufen. Empfehlenswert sind zum Beispiel die Programme Bioland, Neuland und Demeter. Sie garantieren, dass die Tiere vor ihrem Tod weder bei der Aufzucht noch durch lange Transporte oder bei der Schlachtung gequält wurden, dass sie artgerecht gefüttert wurden und keine Mastbeschleuniger bekommen haben. Jeder einzelne dieser Punkte ist nicht nur gut für Ihr Gewissen, sondern auch für Ihren Körper. Das Fleisch von Tieren, die langsam an Gewicht zulegen und vor ihrem Tod keinen Stress, Schmerzen oder Todesängste ausstehen müssen, schmeckt einfach besser. Und die überwiegende Fütterung mit Gras (bei Rindern) sorgt für ein gesünderes Verhältnis der verschiedenen Fettsäuren.
Bestehen Sie nicht auf ultramageren Fleischstücken. Steak, Filet und

Schnitzel sind auch zart marmoriert fettarm genug. Noch magereres Fleisch lässt sich nur von speziell gezüchteten Rassen gewinnen, die extrem stressanfällig und deswegen besonders krankheitsgefährdet sind. Die Gefahr, Rückstände von Antibiotika oder Herzmedikamenten mitzuessen, ist bei diesen Tieren besonders groß. Nach Ansicht von Experten der Bundesanstalt für Fleischforschung bringt der Kauf von ultramagerem Fleisch auch für die Figur nichts. «Bei extrem magerem Fleisch braucht man viel Fett, um es überhaupt zubereiten zu können», sagt Wolfgang Branscheid vom BAFF. Von welchem Tier Sie Ihr Fleisch bekommen, ist Geschmackssache. Am besten, Sie wechseln öfter mal.

Bei Wurst sollten Sie zurückhaltend sein. Viele Sorten sind sehr fettreich, und das Fleisch ist mitunter minderwertig, seine Herkunft undurchsichtig. Empfehlenswert sind zum Beispiel roher Schinken und Bratenaufschnitt.

Glückliche Eier

Wer Bilder von Legebatterien gesehen hat, sucht beim nächsten Einkauf meist nach Alternativen. Doch es ist schwierig, etwas zu finden, was sowohl die Hühner glücklich macht, als auch die Eier möglichst gesund und lecker. Die Bodenhaltung ist nicht viel tierfreundlicher als der Hühnerknast. Das bisschen Mehr an Platz reicht nur, um miteinander Kämpfe auszutragen (daher kommt das Wort «Hackordnung»), aber nicht, um sich aus dem Weg zu gehen. Der nötige Medikamenteneinsatz für die Eindämmung von Infektionskrankheiten und Stressbeschwerden ist daher bei der Bodenhaltung eher größer als bei Legebatterien. Bei Freilandhaltung (mindestens 10 qm pro Henne) gibt es dafür mehr Parasitenbefall, sodass nicht unbedingt weniger, sondern nur andere Medikamente eingesetzt werden müssen. Bei Öko-Eiern dürfen immerhin keine Antibiotika zur Vorbeugung verabreicht werden. Die für Mensch und Huhn ideale Haltung ist natürlich: einfach ein paar Hühner plus Hahn auf dem Hof frei herumlaufen zu haben – wenn Sie einen Hof in Ihrer Nähe kennen, bei dem es diese Idylle gibt, wäre das die perfekte Eierquelle. Für Supermarkteinkäufer gibt es diese Schnittmenge noch nicht. Immerhin: Die Forschung arbeitet dran.

Mittlerweile gibt es Eier, die durch eine besondere Fütterung Omega-3-Fettsäuren enthalten sollen. Falls Sie gar keinen Fisch mögen, sind sie eine gute Alternative. Apropos Fütterung: Die Farbe des Dotters hat nichts mit der Haltung oder der Qualität des Eis zu tun, sondern zeigt lediglich, welche (ungefährlichen) Farbstoffe dem Hühnerfutter beigemischt wurden. Da gibt es richtige Farbtabellen, aus denen der Eierproduzent sich den gewünschten Ton heraussuchen kann.

Milch & Co

Ein schlanker Kompromiss ist meist die 1,5-prozentige Milch – deutlich geringerer Fettgehalt als bei der Vollmilch (3,5 % Fett), aber nicht so wässrig und durchsichtig wie Magermilch (0,3 %). Frischmilch wird 40 Sekunden lang auf 72 Grad erhitzt, um sie keimfrei zu machen, H-Milch weniger als eine Sekunde auf 150 bis 170 Grad. Das macht sie ungeöffnet auch ohne Kühlung bis zu drei Monate haltbar. Den unangenehmen Kochgeschmack von früher hat H-Milch heute meist nicht mehr. Dennoch bevorzugen manche die «längerfrische» Milch, die durch besondere Herstellungsverfahren gekühlt bis zu drei Wochen haltbar ist. Eine Alternative zu Milch sind Buttermilch und Molke, denn sie haben das meiste des Guten der Milch bei deutlich weniger Fett (unter einem Prozent). Buttermilch bleibt bei der Butter-, Molke bei der Käseherstellung übrig.

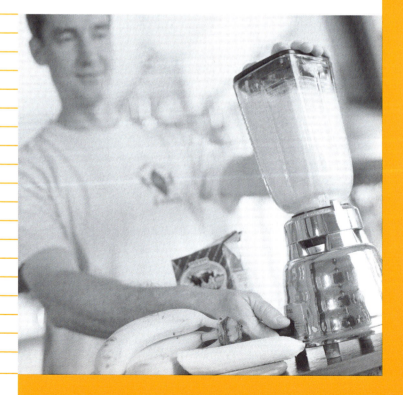

Bei Joghurt, Dickmilch, Quark und Kefir wird die Milch durch Bakterien- oder Pilzkulturen eingedickt und geschmacklich verändert. Wer auf Milchgenuss mit Blähungen oder sogar Durchfall reagiert, kann diese Varianten meist trotzdem vertragen, denn der schuldige Milchzucker (Laktose) ist hier fast vollständig abgebaut. Auch bei Joghurt und Quark gibt es unterschiedliche Fettstufen, wobei Rahmjoghurt und Sahnequark (jeweils 10 %) die Spitzenreiter sind.

Futter für die Darmflora: Prä- und Probiotika

Immer mehr Lebensmittel versprechen, die Darmflora positiv zu verändern, vor allem, um dadurch das Immunsystem zu stärken. Dazu kann man zwei Wege einschlagen: Entweder anreichern mit Substanzen, die die «guten» Bakterien besonders mögen und deshalb ihr Wachstum auf Kosten der weniger guten fördern (Präbiotika), oder gleich die guten Bakterien reinpacken (Probiotika). Letzteres ist deutlich schwieriger.

Präbiotika enthalten meist Inulin, Oligofruktose oder andere Oligosaccharide. Das sind alles Kohlenhydrate, die der menschliche Körper nicht verwerten kann und auch die meisten Bakterien nicht – Bifidobakterien aber schon. Diese werden als höchst wünschenswert für die Gesundheit angesehen, und durch die Gabe dieses Leckerchens, das nur sie nutzen können, will man ihnen bessere Wachstumsbedingungen geben. Untersuchungen haben ergeben, dass auch tatsächlich 95 Prozent der präbiotischen Kohlenhydrate unverändert den Dickdarm erreichen. Ob daraus letztlich tatsächlich eine immunstimulierende Wirkung resultiert, ist aber noch nicht abschließend erforscht. Wer zu viel Präbiotika in sich reinschaufelt, muss allerdings mit Bauchweh rechnen. Denn wenn Bakterien viel Futter bekommen, bilden sie auch viele Gase – das macht Blähungen, die manchmal schmerzhaft sind und verdammt einsam machen können. Studien zufolge vertragen die meisten Menschen jedoch locker bis zu 15 g.

Bei den Probiotika – neben Milchprodukten gibt es auch einige probiotische Würste – ist die größte Schwierigkeit, die guten Bakterien lebend in den Dickdarm zu bekommen. Denn eigentlich ist es vor allem Aufgabe der Magensäure, eindringende Keime zu killen; zwischen gut und böse wird da nicht unterschieden.

Eins ist jedoch sicher: Die zugeführten Bakterienstämme setzen sich nicht dauerhaft im Darm fest. Durch Untersuchungen von Stuhlproben zeigt sich, dass sie einige Tage nach dem letzten probiotischen Lebensmittel wieder aus dem Darm verschwunden sind. Um überhaupt eine Wirkung zu erzielen, muss man den Joghurt oder Milchtrunk täglich verzehren – Jubel beim Hersteller. Ob sich das auch für die Gesundheit lohnt, ist noch umstritten, denn entsprechende Studien sind kompliziert und teuer. Wenn Sie probiotische Produkte mögen, spricht außer dem höheren Preis allenfalls der mitunter hohe Gehalt an Zucker und Aromastoffen dagegen, sie täglich zu essen.

Nepp an der Käsetheke

Der Fettgehalt von Käse wird normalerweise «i.Tr.» (in der Trockenmasse) angegeben. Deshalb kommen so Schwindel erregende Zahlen zusammen. Der tatsächliche Fettgehalt ist nur ungefähr halb so hoch; bei Hartkäse etwas mehr, bei Weich- und Frischkäse etwas weniger. Vorsicht: Bei Light-Käse-Sorten wird oft der absolute Fettgehalt angegeben, sodass 15 Prozent ganz klasse aussehen – aber das Umsteigen vom Lieblingskäse nicht wirklich lohnen.

Im Saftladen

«Nektar», das klingt eindeutig leckerer als «Saft», ist aber eine Falle. Denn während im Saft 100 Prozent Frucht stecken, müssen es im Nektar je nach Fruchtart nur 25 bis 50 Prozent sein. Noch weniger Obst steckt im «Fruchtsaftgetränk». Wie der Name erahnen lässt, wird es mit Fruchtsaft hergestellt und muss je nach Sorte davon sechs bis 30 Prozent enthalten. Der Rest sind im Wesentlichen Wasser und Zucker.

Klare Entscheidung für den Saft. Doch auch da gibt es noch Unterschiede. Die meisten werden aus Konzentrat gemacht, das heißt, nach dem Auspressen wird der Flüssigkeit das Wasser entzogen (macht den Transport billiger) und später wieder zugesetzt. Auch eine «Korrekturzuckerung» von 15 g pro Liter sind erlaubt (außer bei Apfelsaft). Noch leckerer als herkömmliche Säfte sind so genannte Direktsäfte, die gleich nach der Herstellung abgefüllt wurden; nur selbst gepresst ist besser! Sie sind allerdings auch deutlich teurer. Ein Tipp: Schauen Sie sich doch mal nach einem kleinen regionalen Abfüller in Ihrer Region um, bei dem man sogar eigenes Obst gegen Saft eintauschen darf.

Ob naturtrüb oder nicht, ist nicht nur Geschmackssache. Denn die naturtrüben Säfte enthalten noch den wertvollen Ballaststoff Pektin. Um den Saft zu klären, sind aufwändige Filterverfahren nötig. Dass das Pektin und andere Fruchtfleischteilchen absinken und sich am

Boden sammeln, ist eigentlich völlig normal. Weil viele Verbraucher das jedoch nicht mögen, lässt man bei den meisten Säften das Pektin von Enzymen teilweise abbauen. Eigentlich schade: Einfaches Schütteln würde reichen, und Sie hätten mehr von Ihrem Saft.

Wahlsieg für die Grünen

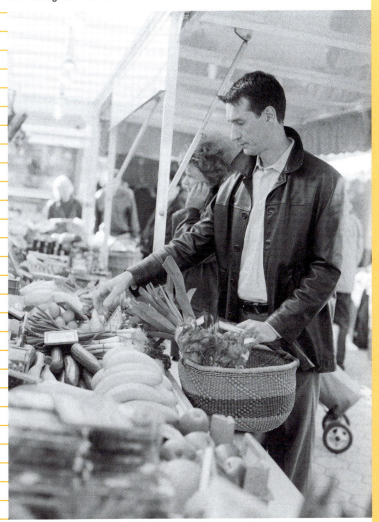

Wenn Sie Obst und Gemüse nicht auf dem Markt kaufen können, sollten Sie fragen, an welchen Tagen in Ihrem Supermarkt die Ware angeliefert wird und dann einkaufen gehen. Wenn Sie zudem überwiegend nach Saison kaufen und Anbieter aus der Region bevorzugen, haben Sie gute Chancen, wirklich frische Ware zu bekommen, die noch viele Vitamine enthält.

Das Blattwerk am Gemüse muss knackig aussehen; seien Sie misstrauisch, wenn es fehlt. In Folie eingepacktes Gemüse sollten Sie nicht kaufen, es könnte mit Chemikalien behandelt sein, die es länger frisch aussehen lassen. Wenn die Schnittstellen nicht saftig, sondern trocken und fransig aussehen, taugt das Gemüse nur noch für den Kompost.

Wundern Sie sich nicht, wenn Sie zu Hause nach ein paar Wochen irgendwo eine übrig gebliebene Tomate finden, und die sieht immer noch gut aus. Sie muss dennoch nicht gentechnisch verändert sein, es gibt auch herkömmlich gezüchtete Sorten, die kaum verfaulen. Nachteil: Man kauft unter Umständen altes Zeug, ohne es zu merken. Vorteil: Die Tomaten aus diesen Züchtungen können vor der Ernte länger am Strauch bleiben und Sonne tanken. Das kommt sowohl dem Vitamingehalt als auch dem Geschmack zugute.

Für viele Haushalte ist es jedoch schwierig, an frisches Obst und Gemüse zu kommen – für die meisten Sachen müsste man täglich einkaufen gehen. Doch es gibt einen Ausweg.

Zuschlagen in der Tiefkühlabteilung

Und zwar bei den Tüten und Paketen mit Rohgemüse und -obst. Es wird gleich nach der Ernte eingefroren und ist in Sachen Vitamingehalt und Knackigkeit oft Sieger im Vergleich mit dem «frischen» Grünzeug, das vielleicht eine Weile im Supermarkt, in Ihrem Auto und in Ihrer Küche herumgelegen hat. Es gibt inzwischen eine Riesenauswahl, sogar Zwiebeln bekommt man fertig vorbereitet in Würfeln (erspart die lästigste Arbeit beim Kochen). Sollte es in Ihrem Supermarkt nicht mehr als Erbsen und Möhren geben, dann lassen Sie sich bei Bofrost oder Eismann einen Katalog kommen und die Ware ins Haus liefern (www.bofrost.de oder www.eismann.de). Wegen der ununterbrochenen Kühlkette ist das besonders im Sommer sogar die schlauere Alternative.

Wer Tiefkühltruhe oder -schrank gut gefüllt hat, kann sich in Windeseile gesunde Mahlzeiten zaubern. (Mit einem Drei-Sterne-Fach im Kühlschrank kommt man leider nicht weit, aber für den Anfang reicht's). Himbeeren kurz in der Mikrowelle auftauen, pürieren und in den Naturjoghurt rühren, nach Wunsch süßen – fertig ist ein Fruchtjoghurt, der diesen Namen auch verdient. Beim Gemüse können Sie sich sogar das Auftauen sparen und es gleich in Pfanne, Topf oder Wok werfen.

SCHLANK LEBEN IM ALLTAG

Auch Fischfilets (am besten ohne Panade und Krusten) sind tiefgekühlt empfehlenswert, denn an wirklich frischen Fisch zu kommen, ist für die meisten Menschen schwierig.

Light heißt alles und nichts

Lassen Sie sich nicht täuschen – hinter dem Wörtchen «light» verbirgt sich oft eine Mogelpackung. Dahinter muss nämlich nicht unbedingt ein kalorienarmes Produkt stecken; erstens weil mit dem Begriff genauso weniger Kohlensäure, Koffein oder Ähnliches gemeint sein kann, zweitens weil es – selbst wenn «weniger Kalorien» gemeint war – oft deutlich schlankere Alternativen gibt. Statt Light-Margarine (40 % Fett) kann man zum Beispiel auch Schmand (30 %), halbfetten Frischkäse (17 %), Hüttenkäse (5 %) oder Quark (10 bis 0,3 %) auf das Brot schmieren – pur oder als Unterlage für Marmelade, Käse oder Gemüsescheiben. Schmeckt einfach viel besser.

Übrigens: Wenn «Diät» auf der Packung steht, heißt das nicht, dass das Produkt besonders gut zum Abnehmen taugt. Dieser Titel kennzeichnet lediglich Lebensmittel, die für besondere Formen der Ernährung besonders geeignet sind, zum Beispiel für Diabetiker. Der Kaloriengehalt kann genauso hoch liegen wie bei einem vergleichbaren Produkt.

Ein neuer Anfang

8 Schritte ins schlanke Leben

Sie haben jetzt so viel über eine neue, bessere Art des Essens erfahren, dass Sie vielleicht gar nicht mehr wissen, wo Ihnen der Kopf steht. Keine Panik: Es ist überhaupt nicht nötig, alle Strategien und Tipps auf einmal in Ihr Leben einzubauen, das wäre auch zu viel verlangt. Doch wie sagt ein chinesisches Sprichwort? «Auch die längste Reise beginnt mit dem ersten Schritt.» Um es Ihnen noch leichter zu machen, finden Sie eine Reihenfolge von Maßnahmen, an der Sie sich orientieren können. Aber natürlich können Sie auch Ihren eigenen Rhythmus finden.

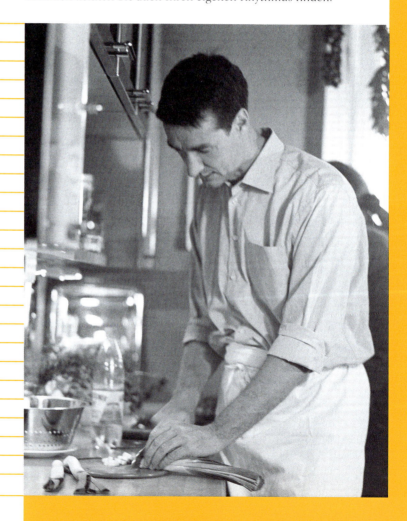

SCHLANK LEBEN IM ALLTAG

1. Schritt: Bauen Sie mehr Bewegung in Ihren Alltag ein und meiden Sie Fahrstühle, Hausmailsysteme und Fernbedienungen. Strecken Sie gleichzeitig Ihre Fühler nach einem Sport aus, der Ihnen Spaß machen könnte, und besorgen Sie sich die nötige Ausrüstung.

2. Schritt: Führen Sie mindestens eine Woche lang ein Ernährungstagebuch. Gleichzeitig können Sie sich langsam daran gewöhnen, mehr Wasser zu trinken. Wenn Sie Ihren Durst so trainieren, meldet er sich künftig schneller und nicht erst kurz vor dem Kollaps.

3. Schritt: Üben Sie bei jeder Mahlzeit das langsame, bewusste und konzentrierte Essen.

4. Schritt: Überlegen Sie bei jeder Mahlzeit, ob sich nicht etwas Obst oder Gemüse einbauen ließe.

5. Schritt: Beginnen Sie mit dem sportlichen Training (am besten mit Unterstützung von Profis).

6. Schritt: Lernen Sie kochen.

7. Schritt: Bauen Sie nach und nach hochwertige Gerichte (Restaurant oder selbst gekocht) öfter in Ihren Alltag ein.

8. Schritt: Kümmern Sie sich um Ihren Schlaf und mehr Entspannung, wenn der Sport in diesem Punkt noch keine ausreichenden Verbesserungen gebracht hat.

Nehmen Sie sich für jeden Schritt genug Zeit und starten Sie mit einer neuen Stufe nicht gerade dann, wenn Sie vor Stress kaum noch geradeaus gucken können. Viel Erfolg mit Ihrem neuen Leben voller Energie, Genuss und Lebensfreude!

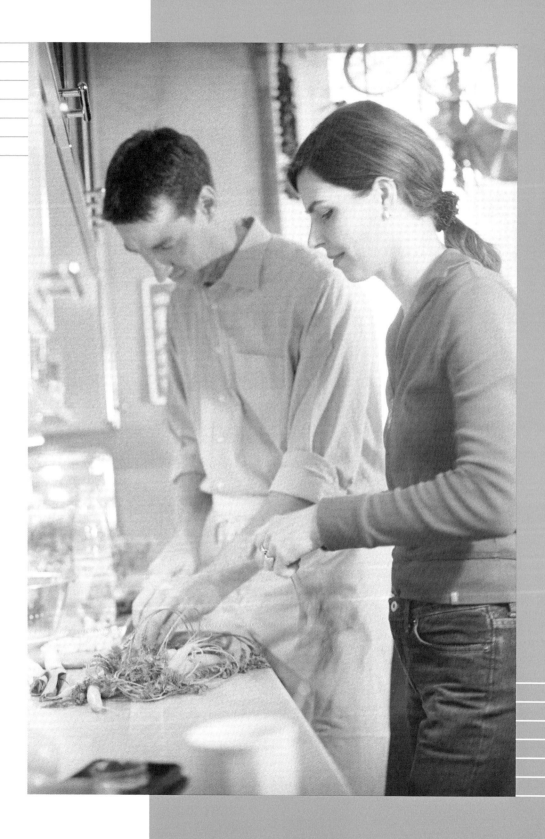

Rezepte
und Kochtricks
von Markus Schiller

Wenn Ihnen die folgenden Gerichte nicht wie Diätrezepte vorkommen, hat das einen guten Grund: Es sind keine. Deshalb werden Sie auch keine Kalorienangaben am Ende der Kochanleitung finden. Entscheidend bei der Auswahl der Rezepte, die Markus Schiller, Küchenchef des Wellness-Hotels «Alter Meierhof» in Glücksburg, für Sie entwickelt hat, war die unkomplizierte und schnelle Zubereitung – ohne dass man irgendwelchen Industriefraß auf dem Teller hat. Kein Gericht (die Mengenangaben gelten immer für zwei Personen) sollte Sie länger als eine halbe Stunde in der Küche beschäftigen.

Was Sie im Vorratsschrank haben sollten

Würze: Zucker, Jodsalz, Pfeffer aus der Mühle, Instant-Hühner- oder Gemüsebrühe

Kräuter: Basilikum, Dill, Petersilie, Schnittlauch in Töpfen oder als Tiefkühlpäckchen. Außerdem ein Tiefkühlpäckchen gemischte Kräuter.

Öl: Oliven- und Rapsöl,

Pasta: Sie ist kalorienarm (keine Eier) und hat im Vergleich zu anderen «Sättigungsbeilagen» einen niedrigen Glykämischen Index.

Reis: Basmati schmeckt am besten. Parboiled ist der ideale Kompromiss zwischen weißem und braunem Reis. Durch das Vorgaren unter Druck gelangen bis zu 80 Prozent der Vitamine und Mineralien aus dem Silberhäutchen ins Innere des Reiskorns. Außerdem ist er schneller fertig.

Dosentomaten: Für eine schnelle Spaghetti-Soße.

Zwiebeln und Knoblauch: Braucht man fast immer. Am besten im Tontopf aufbewahren. Genial: Zwiebeln fertig gewürfelt und tiefgekühlt.

Rezepte abspecken

Kalorienbomben lassen sich oft ohne Geschmacksverlust entschärfen. Probieren Sie einfach mal ein bisschen herum, und finden Sie heraus, was Ihnen schmeckt.

Joghurt-Mayonnaise: Hat nur 20 statt 80 Prozent Fett und ist dabei sogar noch leckerer.

Senf: Gibt mit wenig Fett vielen Gerichten und simplen Butterbroten den letzten Pfiff.

Saure Sahne: Lecker in Saucen und Suppen mit 10 statt 30 Prozent Fett, wie sie süße Sahne hat. Funktioniert auch mit Kaffeemilch (4 bis 7,5 % Fett).

Suppen: Werden auch mit einer gekochten und zerdrückten Kartoffel sämig. Sie können auch ein wenig Kartoffelpüree aus der Tüte nehmen.

Schlagsahne: Lässt sich mit Eischnee strecken, was vor allem dann kaum auffällt, wenn sie bei Desserts untergehoben werden soll.

Aufläufe: Hälfte der Sahne durch Milch ersetzen.

Mehlschwitze: Die Hälfte Fett reicht auch.

Hauptgerichte

SESAMHÄHNCHEN MIT TAGLIATELLE

360 g Hähnchenbrust in Streifen

300 g Tagliatelle

60 g Parmaschinken in Streifen

10 g Sesamsaat

1 Bund Salbei

1 Zehe Knoblauch

Olivenöl

Salz und Pfeffer

Die Tagliatelle nach Packungsanweisung kochen und abgießen. Mit etwas Olivenöl vermengen, damit sie nicht zusammenkleben. Unterdessen die Hähnchenbrust-Streifen zusammen mit der Knoblauchzehe in Olivenöl braten (Zehe vor dem Anrichten entfernen). Sesamkörner dazugeben und mitrösten, bis sie goldgelb sind. Nudeln und Hähnchen vermengen, Salbei und Schinkenstreifen unterheben und mit Pfeffer und Salz abschmecken.

Alternative: Schmeckt auch mit anderen Kräutern gut.

Abkürzung: Statt frischer Kräuter kann man auch tiefgefrorene nehmen.

ZANDERFILET MIT KRÄUTER-SAHNEKARTOFFELN

2 Stück (je ca. 160 g) Zanderfilet

180 g Kartoffeln (am besten mehlig kochende), geschält und geviertelt

60 g Butter

50 ml Milch

50 ml Sahne

1 Packung Tiefkühl-Kräutermischung

8 Tomaten

3 kleine Zwiebeln

Olivenöl

50 ml weißer Balsamico Essig

10 g Zucker

Salz, Pfeffer, Muskat

Kartoffeln in Salzwasser kochen und abdampfen lassen. Dann durch eine Presse geben oder mit einem Stampfer zerdrücken (notfalls mit der Gabel). Butter leicht anbräunen – das gibt ein angenehm nussiges Aroma – und mit Milch und Sahne zu der Kartoffelmasse geben. Mit Salz, Pfeffer und Muskat abschmecken und warm stellen.

Für das Chutney die Zwiebeln würfeln und den Knoblauch hacken und beides mit dem Zucker in Olivenöl anschwitzen. Tomaten vierteln und entkernen, dazugeben. Mit dem Essig ablöschen und ca. vier Minuten schmoren lassen, dann mit Salz und Pfeffer abschmecken.

Zanderfilet in Olivenöl auf der Hautseite ca. vier Minuten braten, wenden, dann zwei Minuten auf der anderen Seite.

Kräuter unter das Kartoffelpüree geben.

Tipp: Kartoffeln bleiben warm, wenn man den Topf in Zeitungspapier und das ganze dann in eine Bettdecke einwickelt.

Alternative: Statt Zander können Sie auch Lachs oder Rotbarsch nehmen.

Abkürzung: Schneller geht's mit gefrorenen und fertig gewürfelten Zwiebeln.

KOKOS-CURRY-SUPPE

1 EL Currypaste gelb
(alle Zutaten im
Asia-Laden)
200 ml Hühnerbrühe
200 ml ungesüßte
Kokosmilch
1 St. Zitronengras
5 Limonenblätter
50 g Zucker
1 Knoblauchzehe
50 g frischer Ingwer
2 Limetten
1 Chilischote

Limetten auspressen, Zitronengras längs aufschlitzen, Chili in Stücke schneiden. Currypaste im Topf schmelzen, dann alle Zutaten dazugeben. Limonenblätter, Knoblauch und Ingwer dabei ganz lassen. Bis auf die Hälfte einkochen lassen und dann durch ein feines Sieb geben.

Tipp: Da die Suppe in mehreren anderen Rezepten zum Einsatz kommt, lohnt es sich, gleich deutlich mehr davon zu kochen und portionsweise einzufrieren.

SPINAT-LASAGNE

360 g Kalbsrücken
in 6 Scheiben
200 g Lasagneblätter
(zum Vorkochen)
400 g frischen Spinat
150 g Crème fraîche
40 g Pinienkerne
4 kleine Zwiebeln
Olivenöl
Salz, Pfeffer, Muskat

Lasagneblätter nach Packungsanleitung vorkochen. Zwiebeln würfeln und in Olivenöl leicht andünsten. Spinat mehrmals waschen und zugeben. Wenn er zusammengefallen ist, die Crème fraîche zufügen und 3 Minuten dünsten. Mit Salz, Pfeffer und Muskat abschmecken. Kalbsrücken von jeder Seite ca. 3 Minuten in Olivenöl braten und etwas ruhen lassen. Pinienkerne goldgelb anbraten und unter den Spinat mischen. Jetzt schichtweise Kalb, Spinat, Lasagneblatt usw. in eine gefettete Auflaufform geben.

Abkürzung: Mit Tiefkühlspinat geht es schneller. Dann nur 200 g nehmen.

LACHSFILET IN ZITRONENPFEFFER

300 g Lachsfilet
ohne Haut

1 Glas Zitronenpfeffer

2 Salatgurken

100 g Joghurt

1 – 2 Zitronen

1 Bund Dill

50 g Sauerrahm

Zucker

Olivenöl

Salz und Pfeffer

Gurken in Scheiben schneiden oder hobeln und mit Joghurt, dem Saft der Zitronen, Sauerrahm und etwas Zucker vermengen. 15 Minuten ziehen lassen. Unterdessen das Lachsfilet im Zitronenpfeffer wälzen und von jeder Seite ca. 3 Minuten in Olivenöl braten. Dill waschen und zerkleinern. Den Gurkensalat mit Salz und Pfeffer abschmecken und Dill dazugeben. Den lauwarmen Lachs auf dem Gurkensalat anrichten.

Tipp: Wenn Sie den Geschmack von Olivenöl nicht mögen, können Sie immer auch das gesunde Rapsöl benutzen.

GEMÜSECURRY MIT PUTENBRUST

320 g Putenbrustfilet
in Streifen

1 Broccoli

2 Karotten

4 Mini-Mais

4 Frühlingszwiebeln

100 g Kaiserschoten

200 ml Currysauce

(aus dem Glas oder

die Kokos-Curry-Suppe)

120 g Basmati-Reis

1 Bund Koriander

30 ml Sesamöl

Rapsöl

Etwas Rapsöl in einer Pfanne heiß werden lassen und Reis darin kurz anbraten. Doppelt so viel Wasser wie Reis kochend dazugießen und bei mittlerer Hitze so lange garen, bis der Reis das Wasser aufgenommen hat. Inzwischen Gemüse putzen, zerkleinern und kurz in kochendes Salzwasser tauchen (Blanchieren). Putenbruststreifen im Sesamöl anbraten und die Currysauce zugeben. Alles einmal aufkochen lassen. Koriander waschen und abzupfen. Reis in tiefe Teller geben und Gemüse darauf verteilen. Puten-Currysauce darüber gießen und Koriander darüber streuen.

Tipp: Wie viel Wasser Sie für den Reis brauchen, lässt sich am besten einschätzen, wenn man die Reismenge vorher mit einer Tasse abmisst.

Abkürzung: Hier kommt Tiefkühlgemüse richtig groß raus. Wenn Sie es ganz easy wollen, nehmen Sie gleich eine Mischung. Darauf achten, dass diese ungewürzt ist.

LINGUINI MIT PESTO

400 g Linguini
40 g Pesto
(aus dem Glas)
100 g Speck (Tulip)
in Streifen
Olivenöl
100 g Parmesan

Linguini nach Packungsanweisung kochen, abgießen und mit etwas Olivenöl vermengen. In der Zwischenzeit Speck kross anbraten, Nudeln und Pesto dazugeben und kurz erwärmen. In tiefen Tellern anrichten und Parmesan darüber hobeln oder reiben.

Tipp: Beim Feinkost-Italiener bekommen Sie oft noch leckerere Pesto.

Alternative: Statt Tulipspeck kann man auch normalen Bauchspeck nehmen.

ROTBARSCHFILET AUF SPINATGNOCCHI

360 g Rotbarschfilet
180 g Gnocchi
400 g frischer Spinat
(oder 200 g tiefge-
kühlter)
120 g Crème fraîche
4 kleine Zwiebeln
1 Knoblauchzehe
Pfeffer, Salz, Zitronensaft

Gnocchi in Salzwasser kochen und herausschöpfen, wenn sie an der Wasseroberfläche schwimmen (dauert nur wenige Minuten). Zwiebeln würfeln und andünsten, den Spinat waschen und dazu geben. Wenn er zusammengefallen ist (gilt nur für den frischen), Gnocchi und Crème fraîche hinzugeben. Aufkochen und vom Herd nehmen. Rotbarsch mit Pfeffer, Salz und etwas Zitronensaft würzen und zusammen mit der Knoblauchzehe als Geschmacksgeber von jeder Seite 3 Minuten in Olivenöl braten.

Tipp: Zitronensaft zum Würzen gibt es fertig zu kaufen. So haben Sie immer welchen vorrätig.

Abkürzung: Wenn Sie nur schwer an frischen Fisch kommen, können Sie auch tiefgefrorenen nehmen.

GEFÜLLTER THUNFISCH MIT PAPRIKA IN ERDNUSSSAUCE

380 g Thunfischfilet
1 rote Paprika
1 gelbe Paprika
200 g Eiernudeln
60 g Erdnussbutter
100 ml Hühnerbrühe
50 ml Sahne
2 Knoblauchzehen
1 TL Sesamöl
1 TL Sojasauce
2 TL Zucker
Salz, Pfeffer, Zitronensaft

Paprika in Streifen schneiden und scharf in Sesamöl anbraten, eine Knoblauchzehe durchgepresst dazugeben, ebenso wie den Zucker. Abschmecken mit Sojasauce, Salz und Pfeffer. Kurz dünsten, dann vom Herd nehmen.

Die Nudeln nach Packungsanleitung kochen und warm stellen.

Hühnerbrühe und Sahne aufkochen und die Erdnussbutter dazugeben. Den Thunfisch in vier gleichmäßige Scheiben schneiden, mit Salz, Pfeffer und Zitronensaft würzen und von jeder Seite zusammen mit einer Knoblauchzehe kurz anbraten. Zwischen die Thunfischscheiben das warme Paprikagemüse füllen, mit Nudeln und Soße anrichten.

Alternative: Fleischverächter können statt Hühnerbrühe auch Gemüsebrühe nehmen.

Abkürzung: Paprika gibt es ebenfalls als TK-Gemüse – in gemischten Farben und fertig in Schnitze geschnitten.

BUNTER LINSENEINTOPF

600 ml Hühnerbrühe
200 g TK-Suppengemüse
je 20 g rote, gelbe und
braune Linsen
1 Bund Petersilie
1 Bund Thymian
1 Bund Schnittlauch
3 Debreziner- oder
Cabanossi-Würste
50 g Speck
100 ml Balsamico-Essig
15 g Butter
Salz, Pfeffer

Linsen jeweils separat mit etwas Speck und Balsamico kochen. Hühnerbrühe aufkochen und sowohl Suppengemüse als auch Linsen dazugeben. Debreziner in Scheiben schneiden und in Butter anbraten und mit den Kräutern in die Brühe geben. Mit Salz, Pfeffer und Balsamico abschmecken.

GRATINIERTE PILZ-ZUCCHINI

200 g Champignons
2 Zucchini
2 kleine Zwiebeln
50 g Parmesan
1 Knoblauchzehe
3 Tomaten
Salz, Pfeffer

Die Zucchini halbieren und entkernen, dann 2 Minuten in Salzwasser kochen. Champignons in Scheiben schneiden, Zwiebeln würfeln, Knoblauch pressen und alles zusammen anbraten. Tomaten geviertelt und entkernt dazugeben und mit Salz und Pfeffer abschmecken. Masse in die ausgehöhlten Zucchini geben, mit Parmesan bestreuen und im Ofen bei 180 Grad überbacken, bis der Käse geschmolzen und goldbraun ist.

Abkürzung: Tomatenstücke aus der Dose zu nehmen ist keine Schande. Sie schmecken oft sogar besser, weil sie im Herkunftsland verarbeitet wurden und deshalb länger am Strauch Sonne tanken konnten.

Tipp: Wenn im Rezept nichts anderes vermerkt ist, im Ofen immer die mittlere Schiene benutzen

GERÄUCHERTER LACHS AUF STAMPFKARTOFFELN MIT DILLSCHMAND

150 g geräuchert Lachs
200 g Kartoffeln
(am besten mehlig
kochend)
1 Bund Dill
125 g Schmand
1 Salatgurke
20 g Butter
Salz, Pfeffer, Muskat

Kartoffeln weich kochen, abdämpfen. Butter schmelzen und dazugeben, dann mit der Gabel zerdrücken. Mit Salz, Pfeffer und Muskat abschmecken.

Schmand, geschnittenen Dill und gewürfelte Salatgurke vermengen und mit Salz und Pfeffer würzen.

Lachs auf dem warmen Kartoffelbrei anrichten und Dillschmand drum herum verteilen.

KRÄUTERRISOTTO MIT GEBRATENEN GARNELEN

300 g Risottoreis
60 g kalte Butter
2 kleine Zwiebeln
600 ml Hühnerbrühe
100 ml Weißwein
6 Garnelen à 50 g
1 Bund Petersilie
1 Bund Dill
1 Bund Schnittlauch
1 Bund Basilikum
10 g Parmesan
Olivenöl

Zwiebeln würfen und in 10 g Butter anschwitzen. Reis dazugeben und etwas Weißwein und Hühnerbrühe angießen. Das Risotto muss dann 15 bis 20 Minuten kochen, währenddessen den Rest von Brühe und Wein nach und nach dazugeben (immer so viel Flüssigkeit, dass der Reis gerade bedeckt ist) und gut umrühren. Wenn das Ganze eine sämige Konsistenz hat und der Reis noch etwas Biss, ist das Risotto fertig. Dann die kalte Butter, Kräuter und Parmesan unterheben. In der Zwischenzeit die Garnelen schälen und in Olivenöl etwa drei Minuten glasig braten. In tiefen Tellern auf dem Risotto anrichten.

Abkürzung: 2 Päckchen gemischte Tiefkühlkräuter.

RÖMERSALAT MIT PUTENBRUST

3 Köpfe Römersalat
200 g Mayonnaise
1 EL Senf
1 Zehe Knoblauch
50 g Parmesan
100 ml Milch
200 g Putenbrust
Salz, Pfeffer
Olivenöl

Römersalat putzen und grob schneiden. Aus Mayonnaise, Senf, gepresstem Knoblauch und Milch ein Salatdressing herstellen. Mit Salz und Pfeffer abschmecken und den Salat damit marinieren.

Putenbrust in Streifen schneiden, salzen und pfeffern und dann in Olivenöl anbraten. Über dem Salat verteilen und mit gehobeltem Parmesan bestreuen.

Tipp: Joghurt-Mayonnaise hat meist nur 20 statt 80 Prozent Fett und schmeckt sehr gut.

RINDERFILETSTREIFEN MIT AUSTERNPILZEN

300g Rinderfilet
160g Austernpilze
1 Bund Frühlingszwiebeln
6 Tomaten
1 Bund Petersilie
200g Crème fraîche
150 ml Hühnerbrühe
100 ml trockener
Weißwein
Olivenöl
Salz und Pfeffer
Baguette zum Aufbacken

Rinderfilet in Streifen schneiden, pfeffern und in Olivenöl anbraten. Aus der Pfanne nehmen und warm stellen. Austernpilze in Streifen, Lauch in Röllchen schneiden. In die gleiche Pfanne geben, dünsten und mit dem Weißwein ablöschen und 1 Minute köcheln lassen. Jetzt die Brühe und die Crème fraîche zugeben. Einkochen, bis eine sämige Soße entsteht. Tomaten vierteln und entkernen und zusammen mit dem angebratenen Fleisch zugeben. Auf dem Teller mit gehackter Petersilie bestreuen und mit ofenwarmem Baguette servieren.

PENNE MIT GEMÜSEBOLOGNESE

300 g Penne (Nudeln)
80 g Möhren
80 g Sellerie
80 g Champignons
4 Tomaten
1 Stange Lauch (Porree)
1 Broccoli
2 EL Tomatenmark
200 ml Hühnerbrühe
Pfeffer und Salz
50 g Pinienkerne
Olivenöl
Pfeffer und Salz
Gemischte Kräuter (TK)

Penne nach Packungsanleitung kochen. Broccoli in Röschen teilen und in Salzwasser kochen. Unterdessen Möhren und Sellerie in Würfel sowie Lauch in Ringe schneiden, Champignons und Tomaten vierteln. In einer heißen Pfanne in Olivenöl anbraten, dann das Tomatenmark zugeben, leicht anrösten und mit der Hühnerbrühe ablöschen. Broccoli in etwas Butter nachbraten. Mit Pfeffer und Salz abschmecken und gemischte Kräuter zugeben. Nudeln, Gemüsesauce und Broccoli in tiefen Tellern anrichten. Pinienkerne in einer Pfanne ohne Fett etwas anrösten und zum Schluss über die Teller streuen.

Alternative: Anstelle einer Tiefkühl-Kräutermischung kann man auch getrocknete «Kräuter der Provence» verwenden.

PIZZA «ME, MYSELF AND I»

Zwei Portionen Pizzateig
mit Soße (Kühlregal)

4 Tomaten

2 Mozzarella-Kugeln

170 g Salami in Scheiben

3 Bund Rucola

30 g Pinienkerne

2 EL Balsamico Essig

Pizzateig mit Soße bestreichen. Tomaten und Mozzarella in Scheiben schneiden und Pizza damit sowie mit den Salami-Scheiben belegen. Pizza nach Anleitung backen, währenddessen den Rucola putzen und dann auf der Pizza verteilen. Pinienkerne in einer Pfanne ohne Fett rösten und ebenfalls auf der Pizza verteilen. Balsamico darüber tropfen.

Alternative: Die Pizza kann nach Lust und Laune ergänzt oder ganz anders zubereitet werden. Lecker sind zum Beispiel die Kombinationen Thunfisch, Ananas und Zwiebeln oder Paprika, Mais, Pilze oder – lassen Sie Ihre Phantasie spielen und Ihren Geschmack entscheiden.

LACHSBURGER MIT CHILISAUCE

2 Hamburger-Brötchen

2 Lachsfilets à 120 g

2 Bund Rucola

2 EL Sandwich-Creme

2 Tomaten

2 EL Chilisauce

50 g Sprossen

Die Lachsfilets auf jeder Seite 2 Minuten anbraten. In der Zwischenzeit die Brötchen auf der Anschnittseite toasten und mit Sandwichcreme leicht bestreichen. Tomaten in Scheiben schneiden und jeweils die eine Seite eines Brötchens damit und den Sprossen, die andere mit Rucola belegen. Den Lachs zwischen die Brötchenseiten legen und mit Chilisauce bestreichen. Zusammenklappen und futtern.

Alternative: Statt Sandwichcreme kann man auch Mayonnaise nehmen; am besten eine «leichte» Variante.

HÄHNCHENBRUST UND SPARGEL IN KOKOS-CURRYSAUCE

2 Hähnchenbrustfilets
à 170 g
300 ml Currysauce
(aus dem Rezept für
Kokos-Curry-Suppe)
4 Limonenblätter
10 Stangen Spargel
160 g Basmatireis
Olivenöl

Reis in Öl dünsten, dann mit doppelter Menge kochendem Wasser aufgießen und bei mittlerer Hitze und geschlossenem Deckel so lange ziehen lassen, bis er das Wasser aufgenommen hat. Spargel putzen, in kochendes Salzwasser geben und 15 Minuten bei mittlerer Hitze garen. In der Zwischenzeit die Hähnchenbrust von beiden Seiten zusammen mit den Limonenblättern in Olivenöl anbraten und dann im Ofen bei 170 Grad zehn Minuten weitergaren. Alles auf Tellern anrichten und Currysauce darüber geben.

Alternative: Man kann den Reis auch einfach in Salzwasser kochen, doch die Brat-Methode bringt das köstliche Basmati-Aroma am besten zur Geltung.

Abkürzung: Wenn Sie grünen Spargel von guter Qualität nehmen, müssen Sie viel weniger schälen, meist brauchen nur die Enden etwas Aufmerksamkeit.

FENCHELSALAT MIT GRAPEFRUIT

2 Fenchelknollen
Kerne von einem
Granatapfel
1 rosa Grapefruit
1 rote Paprika
100 g Ziegenhartkäse
Balsamico-Essig
Olivenöl
Salz und Pfeffer

Fenchel und Paprika in Streifen schneiden und in der Pfanne scharf anbraten. In eine Schüssel geben, mit Olivenöl und Balsamico marinieren und mit Salz und Pfeffer abschmecken. Grapefruit schälen und in Segmente teilen, Ziegenkäse würfeln und beides unterheben. Granatapfelkerne darüber verteilen.

Alternative: Wer das prägnante Aroma von Ziegenkäse nicht mag, kann ein Greyerzer nehmen.

GRATINIERTES PFANNENGEMÜSE

400g TK-Gemüse-
mischung
1 Packung TK-Kräuter-
mischung
4 Tomaten
1 Bund Basilikum
2 kleine Zwiebeln
3 Kugeln Mozzarella
Salz, Pfeffer

Zwiebeln würfeln und zusammen mit der Gemüsemischung anbraten und garen. Dann die Kräutermischung dazugeben und mit Salz und Pfeffer abschmecken. Alles in hitzefeste Teller geben. Tomaten und Mozzarella in Scheiben schneiden und Gemüsemischung damit belegen. Bei Oberhitze (200 Grad) überbacken, bis der Käse goldgelb ist. Inzwischen Basilikumblätter grob schneiden, dann über die Teller streuen.

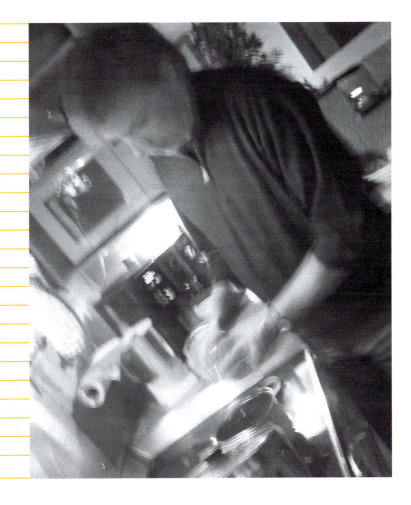

Sonntagsgerichte

FRITTIERTER SEELACHS MIT SESAM

2 Seelachsfilets à 180 g
4 EL Mehl
50 ml Sahne
1 Eiweiß
200 g Pflanzenöl
(z. B. Biskin)
Für das Gemüse:
125 g Champignons
150 g Wirsing
1 Knoblauchzehe
20 g Ingwer
Salz und Pfeffer
Rapsöl
Für die Vinaigrette:
5 g Ingwer,
frisch gerieben
100 ml weißer Balsamico
1 EL Sojasauce
1 EL Sesamöl
$^1/_4$ Bund Koriander
(gehackt)
1 EL Sweet Chili Chicken
Sauce (Gold Label /
Asia-Laden, oft auch
Supermarkt)
150 ml Olivenöl

Champignons in Scheiben schneiden, Wirsing kurz in kochendem Wasser blanchieren und dann in Streifen schneiden. Ingwer reiben. Champignonscheiben mit Knoblauch anbraten, Wirsing und Ingwer dazu, mit Salz und Pfeffer abschmecken und warm stellen. Für die Vinaigrette alle Zutaten vermischen.

Eiweiß und Sahne verrühren, den Fisch 5 Minuten damit durchtränken, dann im Mehl wenden und im Pflanzenöl kross ausbacken. Fisch auf dem Gemüse anrichten und Vinaigrette auf dem Teller verteilen.

Abkürzung: Sie können auch Champignons in Scheiben aus dem Glas verwenden. Wer frische Pilze bevorzugt, schneidet diese schneller mit dem Eierschneider.

GARNELENPFANNE MIT PFIFFERLINGEN

Garnelen
(pro Person 130 g)
250 g Pfifferlinge
75 g kalte Butter
300 ml trockener
Weißwein
1 Messerspitze Safran
Rapsöl
Baguette (zum Aufbacken)

Garnelen schälen, in Öl anbraten und warm stellen. Geputzte Pfifferlinge im Garnelenöl anbraten und ebenfalls warm stellen. Fett in der Pfanne mit Wein ablöschen und bis auf ein Drittel einkochen lassen. Butter und Safran einrühren (nicht mehr kochen lassen!). Garnelen und Pfifferlinge zugeben und ziehen lassen. Mit ofenwarmem Baguette genießen. Auch ein Salat würde dazu passen.

Tipp: Fangen Sie mit dem Putzen der Pfifferlinge an. Dafür Pilze kräftig in kaltem Wasser mit der Hand bewegen. Nicht zu lange, lieber das Wasser wechseln. Dann trocken schütteln und bis zum Braten nebeneinander auf ein Tuch legen.

STEAKS MIT PILZEN UND ROTWEINSAUCE

170 g Rinderfilet-Steaks
1 EL Butter
4 Schalotten
1 Knoblauchzehe
50 g Shiitake-Pilze
50 g Champignons
125 ml Rotwein
125 ml Hühnerbrühe
1 EL Thymian

Knoblauch und Schalotten hacken, Pilze in Scheiben schneiden. Steaks in der Butter von jeder Seite etwa 3 Minuten anbraten und warm stellen. Pilze in der Steakbutter anbraten, dann den Knoblauch und Thymian in die Pfanne geben und etwa 2 Minuten braten. Mit Rotwein und Brühe ablöschen und um die Hälfte einkochen lassen. Die Steaks noch einmal in der Soße erwärmen.

Tipp: Dazu passt Kartoffelpüree.

GERÖSTETE ROTE BETE MIT POULARDENBRUST

10 kleine
Rote Bete Knollen
Olivenöl
Salz
1 Zimtstange
3 Kapseln Kardamom
2 Poulardenbrustfilets
10 g Butter
1 EL Balsamico-Essig
$^1/_8$ Bund Majoran
150 g Spinatblätter
70 g Fetakäse

Rote Bete schälen, in Scheiben schneiden und in eine Backform geben. Etwas Olivenöl, Salz, Kardamom und Zimt dazugeben. Bei 180 Grad etwa 40 Minuten backen. In der Zwischenzeit die Poulardenbrustfilets in Öl anbraten und mit dem gründlich gewaschenen Spinat auf die Rote Bete geben. Butter und Balsamico auf dem Geflügel verteilen und weitere 10 Minuten backen. Nach 5 Minuten den Fetakäse darüber streuen.

Desserts

ERDBEER-MANGOMOUSSE

1 Mango
300 Erdbeeren
80 g Zucker
6 Blatt Gelatine
200 g Sahne
Saft von 1 Zitrone

Mango schälen und Fruchtfleisch vom Kern ablösen. Erdbeeren putzen. Beide Fruchtsorten mit je 40 g Zucker pürieren. Gelatine in kaltem Wasser einweichen. Sahne steif schlagen. Gelatine ausdrücken und die Hälfte im Topf auflösen und mit dem Zitronensaft zum Mangopüree geben. Hälfte der Sahne unterheben. Das Gleiche mit dem Erdbeerpüree machen. Abwechselnd in Gläser oder Schälchen füllen, bis vier Schichten erreicht sind.

Tipp: Wenn gerade keine Erdbeerzeit ist, sollten Sie lieber Tiefkühlfrüchte nehmen als Mondpreise für Beeren von sonst woher bezahlen. Am schnellsten geht das Auftauen in der Mikrowelle.

FRÜHLINGSROLLE MIT SCHOKO-MARZIPAN-FÜLLUNG

10 Blatt
Frühlingsrollen-Teig
2 Eiweiß
1 Eigelb
500 ml Biskin Pflanzenöl
(zum Frittieren)
40 g Butter
30 g Zucker
40 g Marzipan-Rohmasse
10 g Vanillezucker
50 g gemahlene Mandeln
70 g Schokoraspeln
Cointreau

Butter und Zucker schaumig schlagen. Dann nacheinander die Marzipan-Rohmasse, das Eigelb und den Vanillezucker zugeben, dabei immer weiter rühren. Jetzt die Mandeln, die Schokolade und einen Spritzer Cointreau zugeben. Das Eiweiß schaumig schlagen und unter die Schokomasse heben. Pro Rolle etwa einen EL der Schokomasse auf dem Teig im unteren Drittel platzieren und aufrollen. Die Rollen im heißen Fett ausbacken, bis sie goldgelb sind.

Tipp: Beim Aufschlagen des Eis darauf achten, dass das Dotter unverletzt bleibt. Sie können den Inhalt des Eis z. B. in Ihre Hand geben und das Eiweiß durch die Finger in eine Schüssel laufen lassen. Achten Sie darauf, dass alles, was mit dem Eiweiß in Berührung kommt (Schüsselchen, Finger, Rührgerät) fettfrei ist, sonst bekommen Sie es nicht steif geschlagen.

HASELNUSSCRÊPES MIT ORANGEN

100 g Mehl

125 g weiche Butter
(zusätzlich welche zum
Ausbacken)

2 EL Cointreau

4 EL Haselnüsse

250 ml Milch

2 Eier

50 g Zucker

5 Orangen

Puderzucker

Zucker, Mehl, Haselnüsse, Cointreau, Eier und Milch mit dem Rührgerät zu einem glatten Teig verarbeiten. Die weiche Butter dazugeben und nochmals verrühren. In einer Pfanne zu sechs Crêpes ausbacken und mit Puderzucker bestreuen. Orangensaft auspressen, einkochen lassen und zum Schluss einen EL Butter zugeben. Crêpes darin erwärmen.

VANILLEPUDDING MIT ERDBEEREN

500 ml Milch

1 Vanilleschote

80 g Zucker

130 ml Sahne

30 g Mondamin

3 Eigelb

250 g Erdbeeren

20 g Zucker

Himbeergeist

Vanilleschote der Länge nach aufschlitzen und in die Milch geben. Zucker zufügen und aufkochen. Sahne mit Eigelb und Mondamin verrühren und zur Milch geben. Verrühren und nochmals aufkochen. Dann durch ein Sieb in Förmchen füllen. Zwei Stunden kalt stellen. Die Erdbeeren vierteln, eventuell zuckern und mit Himbeergeist beträufeln. Auf den Pudding in die Förmchen geben und servieren.

Kuchen

SCHOKOLADENKUCHEN

100 g Zartbitter-schokolade
100 g Butter
110 g Zucker
3 Eier
125 g Mehl
70 g gemahlene Mandeln
10 g Kakao
1 Prise Backpulver
Butter für die Form

Schokolade mit der Butter und dem Zucker langsam unter Rühren schmelzen. Abkühlen lassen. Backofen auf 170 Grad vorheizen. Restliche Zutaten zu der Masse geben und zu einem glatten Teig verrühren. In eine gebutterte Form geben und ca. 20 Minuten backen.

Tipp: Der Kuchen lässt sich am besten aus der Form lösen, wenn Sie diese mit Fett einpinseln, dann ein wenig Weizengrieß einstreuen und durch Hin- und Herbewegen der Form überall eine dünne Schicht hinterlassen.

APFELKUCHEN

125 g weiche Butter
125 g Puderzucker
250 g Mehl
2 Eier
100 g Zucker
1 Zitrone
1 Kilo säuerliche Äpfel
200 ml Milch
2 Eigelb
1 Vanilleschote

Butter und Puderzucker schaumig schlagen. Dann zwei Eier zugeben und langsam das Mehl unterheben. Den glatten Teil mindestens 1 Stunde lang kalt stellen. In der Zwischenzeit die Äpfel schälen, in Spalten schneiden und mit dem Saft der Zitrone und dem Zucker vermischen.

Eigelbe verrühren. Vanilleschote der Länge nach aufschlitzen und in die Milch geben. Aufkochen. Eigelbe dazugeben und bei geringer Hitze und ständigem Rühren cremig werden lassen. Nicht kochen! Dann in eine kalte Schüssel geben.

Den Teig ausrollen und die Kuchenform damit auslegen. Bei 180 Grad 15 Minuten vorbacken. Dann die Apfelspalten gleichmäßig darauf verteilen und die Vanillecreme darüber gießen. Weitere 25 Minuten bei 200 Grad backen.

Abkürzung: Wenn Sie nur steinharte Butter da haben, können Sie diese auch schmelzen lassen.

BIRNENTÖRTCHEN MIT ZIMT UND WALNUSSEIS

300 g TK-Blätterteig

500 ml trockener
Weißwein

100 g Zucker (zusätzlich
etwas zum Bestreuen)

1 Zitrone

2 Birnen

50 g Marzipan-Rohmasse

Zimt

Walnuss-Eis

Wein, Zucker und den Saft der Zitrone vermischen. Birnen schälen, halbieren und entkernen und in diesen Fond legen. Das Ganze aufkochen, vom Herd nehmen und 10 Minuten ziehen lassen.

Aufgetauten Blätterteig in rechteckige Stücke schneiden, sodass eine halbe Birne darauf passt. Erst ein Stück Marzipan-Rohmasse darauf legen, dann eine halbe Birne. Zucker und Zimt mischen und drüberstreuen. Bei 160 Grad etwa 20 Minuten backen. Mit Walnusseis servieren.

Büromahlzeiten und Snacks

GEMÜSECOCKTAIL

300 ml Tomatensaft	Alles im Mixer pürieren.
1 Paprika	
1 Gurke	
1 Spritzer Olivenöl	
$^1/_4$ Bund Dill	
100 g Joghurt	
Salz und Pfeffer	

KIBA VITALE

1 Banane	Im Mixer pürieren.
100 ml Kirschsaft	**Alternative:** Die Buttermilch kann man auch durch
300 ml Buttermilch	(Halbfett-)Joghurt ersetzen.

MULTI FRUTTI

1 Kiwi	Pürieren und mischen.
1 Apfel	
1 Banane	
1 Limette (Saft)	
300 ml Multivitaminsaft	

KNÄCKE VITAL

1 Scheibe Knäckebrot
Kräuterquark
1 Tomate
Radieschensprossen

POWER BURGER

2 Scheiben Vollkorn-
toastbrot

Halbfetter Frischkäse
(z. B. «fitness»
Philadelphia)

1 Gurke

2 Blätter Eisbergsalat

1 Tomate

2 Scheiben Putenbrust
à 120 g

Toastscheiben mit dem Frischkäse bestreichen, dann auf die eine Scheibe erst ein Salatblatt legen, dann Tomatenscheiben, Putenbrust, Gurken und wieder ein Salatblatt. Dann die zweite Toastscheibe draufpacken.

ANANAS-SCHINKEN-SALAT

$1/2$ Ananas

100 g gekochter
Schinken

2 Stangen Frühlings-
zwiebeln

$1/2$ Kopf Eisbergsalat

100 g Magerjoghurt

1 EL Currypulver

Ananas in Würfel, Schinken und Salatblätter in Streifen schneiden, Zwiebeln in feine Ringe. Dann alles mischen und durchziehen lassen. **Abkürzung:** Man kann auch Ananas aus der Dose nehmen.

PUTENSPIESSE

6 Würfel geräucherte
Putenbrust

6 Würfel Edamer

8 Stücke Salatgurke

8 Kirschtomaten

Alle Zutaten abwechselnd auf zwei Spieße stecken.
Abkürzung: Das Auge isst mit, aber wer auf Optik keinen Wert legt, kann sich das Aufstecken auf die Spieße auch sparen.

NORDWIND

2 milde Matjesfilets

1 Scheibe Vollkornbrot

Kräuterquark

Rote Bete aus dem Glas

Gewürzgurken

Fischfilets auf das Brot legen und den Quark darauf verteilen. Mit Rote Bete und Gurken belegen.

163

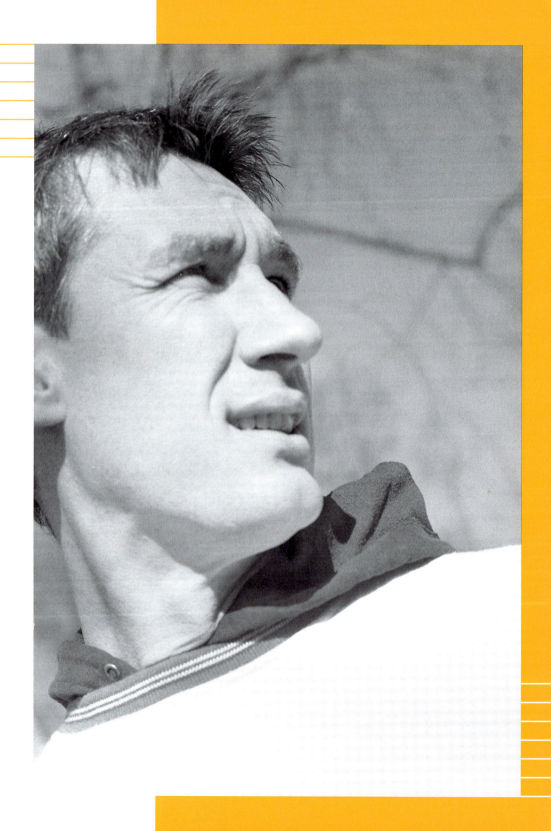

Anhang

Kalorien- und Fett-Tabelle

Glykämischer Index

Literatur

Kalorien- und Fett-Tabelle

Kalorien- und Fettgehalt pro 100 g verzehrbaren Anteil.

LEBENSMITTEL	ENERGIE (Kcal)	PROTEIN	FETT	KOHLENHYDRATE
Milchprodukte				
Milch 3,5 %	64	3,3	3,7	4,8
Milch 1,5 %	47	3,4	1,5	4,9
Milch entrahmt	35	3,5	0,1	4,9
Buttermilch	35	3,5	0,5	4,0
Joghurt 3,5 %	61	3,3	3,5	4,0
Joghurt 1,5 %	44	3,4	1,5	4,1
Fruchtjoghurt 3,5 %	94	2,9	3,1	13,5
Fruchtjoghurt 1,5 %	78	3,0	1,3	13,6
Kefir 3,5 %	61	3,3	3,5	4,0
Molke, süß	24	0,8	0,2	4,7
Milchreis, Müller, Schoko	120	4	3	19,5
Schlagsahne	309	2,4	31,7	3,4
Saure Sahne	117	3,1	10,0	3,7
Schmand 24 %	239	2,6	24	3,2
Crème Fraîche, 40 %	378	2,0	40,0	2,5
Frischkäse				
Doppelrahm-Frischkäse	318	4,5	31,5	4,0
Feta, 45 % i.Tr.	237	17,0	18,8	+
Feta, 40 % i.Tr.	218	18,4	16,0	+
Frischkäse mit Kräutern, 60 % i.Tr.	251	8,5	23,0	2,4
Hüttenkäse	81	13,6	2,9	+
Mascarpone	460	4,6	47,5	3,6
Mozzarella	255	18,6	19,8	+
Quark, 40 % i.Tr.	160	11,1	11,4	3,3
Quark, 20 % i.Tr.	102	10,5	5,1	3,4
Quark, mager	73	13,5	0,3	4,0
Käse				
Appenzeller, 50 % i.Tr.	386	25,4	31,6	+
Bavaria Blue, 70 % i.Tr.	413	13,2	40,0	+
Brie, 50 % i.Tr.	314	21,1	25,5	+
Butterkäse, 60 % i.Tr.	380	17,0	34,7	+
Butterkäse, 30 % i.Tr.	244	26,3	15,4	+
Camembert, 60 % i.Tr.	366	16,8	33,2	+
Camembert, 45 % i.Tr.	280	21,0	21,8	+
Camembert, 30 % i.Tr.	206	22,8	12,8	+
Cambozola, 70 % i.Tr.	413	13,2	40,0	+
Cheddar, 50 % i.Tr.	393	25,4	32,4	+
Edamer, 45 % i.Tr.	354	24,8	28,3	+

Edamer, 30 % i.Tr.	253	27,3	16,0	+
Emmentaler, 45 % i.Tr.	386	28,9	30,0	+
Gouda, 40 % i.Tr.	300	24,7	22,3	+
Gouda, 48 % i.Tr.	343	22,7	28,0	+
Gorgonzola	358	19,4	31,2	+
Gruyère, 45 % i.Tr.	410	29,8	32,3	+
Harzer-Käse i.Tr.	126	30,0	0,7	+
Leerdamer	352	25,9	27,6	+
Limburger, 40 % i.Tr.	270	23,2	19,7	+
Maaslander, 50 % i.Tr.	355	22,2	29,6	+
Morbier, 40 % i.Tr.	297	23,8	22,4	+
Parmesan, 32 % i.Tr.	386	38,5	25,8	+
Romadur, 30 % i.Tr.	226	24,8	14,1	+
Schmelzkäse, 45 % i.Tr.	264	14,4	22,9	+
Schmelzkäse, 30 % i.Tr.	209	15,0	14,0	5,7
Schmelzkäse, 20 % i.Tr.	188	17,0	10,0	7,5
Tilsiter, 45 % i.Tr.	325	24,1	25,4	+
Tilsiter, 30 % i.Tr.	254	27,4	16,0	+
Westlite, 30 % i.Tr.	271	26,1	18,5	+
Ziegenkäse weich, 45 % i.Tr.	280	21,0	21,8	+
Ziegenkäse fest, 48 % i.Tr.	329	21,6	27,0	+
Eier				
Eidotter, mittelgroß	68	3,1	6,1	0,1
Eiklar, mittelgroß	16	3,6	0,1	0,2
Hühnerei, gesamt	159	12,9	11,7	0,6
Hühnereigelb	353	16,1	31,9	0,3
Hühnereiklar	48	10,9	0,2	0,7
Hühnerei Stück, 58 g	84	6,7	6,2	0,3
Fette				
Butter	754	0,7	83,2	0,7
Butterschmalz	897	0,3	99,5	–
Gänseschmalz	896	+	99,5	–
Halbfett-Margarine	368	1,6	40,0	0,4
Mayonnaise, 80 %	727	1,1	78,9	3,0
Mayonnaise, 50 %	490	0,5	52,0	5,0
Pflanzenöl	895	–	99,6	–
Pflanzenmargarine	722	0,2	80,0	0,4
Schweineschmalz	898	0,1	99,7	–
Seefisch				
Flunder	72	16,5	0,7	+

Heilbutt	101	20,1	2,3	+
Hering	193	8,2	17,8	+
Heringsfilet	207	18,0	15,0	+
Kabeljau (Dorsch)	75	17,4	0,6	+
Dorschfilet	68	17,0	+	+
Dorschleber	609	6,0	65,0	+
Steinbeißer	88	15,8	2,8	+
Makrele	180	18,8	11,6	+
Rotbarsch	105	18,2	3,6	+
Sardine	118	19,4	4,5	+
Schellfisch	77	17,9	0,6	+
Scholle	86	17,1	1,9	+
Seehecht	91	17,2	2,5	+
Seelachs	80	18,3	0,8	+
Seezunge	83	17,5	1,4	+
Steinbutt	82	16,7	1,7	+
Thunfisch	226	21,5	15,5	+
Andere Meerestiere				
Austern	66	9,0	1,2	4,8
Garnele	87	18,6	1,4	+
Hummer	81	15,9	1,9	+
Flusskrebs	65	15,0	0,5	+
Languste	84	17,2	1,1	1,3
Miesmuschel	51	9,8	1,3	+
Tintenfisch	68	15,3	0,8	+
Süßwasserfisch				
Aal	281	15,0	24,5	+
Flussbarsch	81	18,4	0,8	+
Brasse	116	16,6	5,5	+
Forelle	102	19,5	2,7	+
Hecht	82	18,4	0,9	+
Karpfen	115	18,0	4,8	+
Lachs	202	19,9	13,6	+
Schleie	77	17,7	0,7	+
Zander	83	19,2	0,7	+
Fischprodukte				
Aal geräuchert	329	17,9	28,6	+
Brathering	204	16,8	15,2	+
Bückling	224	21,2	15,5	+
Fischstäbchen	182	13	7	17

Heringsfilet in Tomatensauce	204	14,8	15,0	2,4
Krabben in Dosen	92	17,4	2,5	+
Ölsardinen in Dosen	222	24,1	13,9	+
Thunfisch in Öl	283	23,8	20,9	+
Fleisch				
Geflügel				
Ente	227	18,1	17,2	+
Gans	342	15,7	31,0	+
Brathuhn	166	19,9	9,6	+
Suppenhuhn	257	18,5	20,3	+
Puter	212	19,2	15,0	+
Lamm				
Brust	381	12,0	37,0	+
Filet	112	20,4	3,4	+
Keule	234	18,0	18,0	+
Kotelett	348	14,9	32,0	+
Muskelfleisch	112	20,4	3,4	+
Lende	194	18,7	13,2	+
Schnitzel	131	19,1	6,1	+
Kalb				
Bries	99	17,2	3,4	+
Brust	131	18,6	6,3	+
Filet	95	20,6	1,4	+
Haxe	98	20,9	1,6	+
Keule	97	20,7	1,6	+
Kotelett	112	21,1	3,1	+
Leber	130	19,2	4,1	4,0
Muskelfleisch	95	21,9	0,8	+
Schnitzel	99	20,7	1,8	+
Rindfleisch				
Corned Beef	141	21,7	6,0	–
Filet	121	21,2	4,0	+
Frühstücksfleisch	294	14,7	25,4	1,6
Hackfleisch	216	22,5	14,0	+
Hochrippe	161	20,2	8,9	+
Kamm	150	19,3	8,1	+
Keule	148	21,0	7,1	+
Leber	121	20,3	2,1	5,3
Lende (Roastbeef)	130	22,4	4,5	+
Muskelfleisch	102	21,3	1,9	0,1

Ochsenschwanz	184	20,1	11,5	+
Tatar	112	21,2	3,0	+
Schweinefleisch				
Backe	539	9,9	55,5	+
Bauch	261	17,8	21,1	+
Eisbein	186	19,0	12,2	+
Filet	104	21,5	2,0	+
Kamm	191	16,7	13,8	+
Kasseler	237	20,9	17,0	+
Keule (Hinterschinken)	274	16,9	22,9	+
Kotelett	150	20,3	7,6	+
Leber	124	20,4	4,5	0,5
Mett	318	17,5	27,5	+
Muskelfleisch	105	22,0	1,9	+
Rückenspeck, frisch	759	4,1	82,5	+
Schnitzel (Oberschale)	106	22,2	1,9	+
Schulter	271	17,0	22,5	+
andere				
Hase	113	21,6	3,0	+
Hirsch	112	20,6	3,3	+
Kaninchen	152	20,8	7,6	+
Pferd	107	20,6	7,2	+
Reh (-Keule)	97	21,4	1,3	+
Rehrücken	122	22,4	3,6	+
Ziege	149	19,5	7,9	+
Wurst				
Bierschinken	169	16,6	11,4	+
Blutwurst	301	10,0	29,0	+
Bockwurst	277	12,3	25,3	+
Bratwurst, Schwein	298	9,8	28,8	+
Cervelatwurst	394	20,3	34,8	+
Fleischkäse	297	12,4	27,5	+
Fleischwurst	296	9,9	28,5	–
Frankfurter Würstchen	272	13,1	24,4	+
Geflügelwurst, mager	108	16,2	4,8	+
Hackfleisch halb und halb	260	20,0	20,0	+
Jagdwurst	205	14,8	16,2	+
Kalbsbratwurst	266	10,3	25,0	+
Knackwurst	300	11,9	28,0	+
Leberpastete	314	14,2	28,6	+

Leberwurst, grob	326	15,9	29,2	+
Leberwurst, mager	257	17,0	21,0	+
Mettwurst	390	13,9	37,2	+
Mortadella	345	12,4	32,8	+
Weißwurst	287	11,1	27,0	+
Salami	371	18,5	33,0	+
Schinken ohne Fettrand	145	29,7	2,9	+
Schinken, gekocht	193	19,5	12,8	+
Schinken, gesalzen u. geräuchert	383	16,9	35,0	+
Speck, durchwachsen	621	9,1	65,0	+
Wiener Würstchen	296	10,2	28,3	+
Getreide				
Amaranth	365	14,6	8,8	56,8
Buchweizen, Korn, geschält	341	10,0	1,7	71,3
Buchweizengrütze	337	8,1	1,6	72,6
Buchweizenvollmehl	338	10,0	1,7	70,7
Gerste, Korn	315	10,6	2,1	63,3
Gerstengraupen	338	10,4	1,4	71,0
Gerstenvollkornmehl	348	10,6	1,9	72,0
Getreidesprossen, frisch, im Durchschnitt	68	3,2	0,4	13,0
Dinkelkorn	320	11,6	2,7	62,4
Dinkelmehl	332	13,3	2,5	64,0
Haferkorn	354	12,6	7,1	59,8
Hafervollkornflocken	354	12,3	8,0	58,1
Haferflocken, instant	351	13,3	7,7	57,2
Hafergrütze	387	13,9	5,8	69,7
Hirsekorn	354	10,6	3,9	69,0
Mais, Korn	331	9,2	3,8	65,0
Mais, Popcorn	368	12,7	5,0	68,0
Maisgrieß	339	8,8	1,1	73,5
Maisvollmehl	329	9,0	2,8	66,9
Quinoa	343	13,8	5,0	60,8
Reis, braun	343	7,4	2,2	73,4
Reis, poliert, roh	347	7,0	0,6	48,4
Reis, parboiled, roh	344	6,5	0,5	78,4
Reis, parboiled, gekocht	106	2,0	0,2	24,0
Reismehl	352	7,2	0,7	79,1
Roggen, Korn	293	8,7	1,7	60,7
Roggen, Flocken	307	12,0	1,7	61,0

Roggenmehl, Typ 1150	319	8,9	1,3	67,8
Roggenvollkornmehl	293	10,8	1,5	59,0
Weizen, Korn	308	11,4	2,0	61,0
Weizengrieß	228	10,8	1,0	69,0
Weizenmehl, Type 405	335	10,6	1,0	71,0
Weizenmehl, Type 550	337	10,9	1,1	70,8
Weizenmehl, Type 1050	331	11,6	1,8	67,0
Weizenvollkornmehl	302	11,2	2,0	59,7
Wcizenkeime, getrocknet	312	26,6	9,2	30,6
Weizenkleie	174	14,9	4,7	18,0
Backmischungen, nach Anweisung verzehrfertig zubereitet				
Biskuit	320	7,0	4,0	64,0
Gewürzkuchen	390	5,0	15,0	58,0
Hefeteig	303	8,0	7,0	52,0
Marmorkuchen	381	5,2	15,9	52,0
Nusskuchen	417	7,5	23,8	43,2
Rührteig	430	7,0	19,0	58,0
Zitronenkuchen	360	5,0	12,0	58,0
Backwaren (tiefgefroren, backfertig)				
Apfelstrudel	230	3,0	12,0	28,0
Apfeltaschen	268	4,0	8,0	45,0
Blätterteig	375	5,0	25,0	33,0
Hefeteig	270	7,0	6,0	47,0
Käsekuchen	230	9,0	8,0	30,0
Mohnkuchen	355	9,0	17,0	42,0
Pizzateig	258	7,1	6,4	43,0
Brot				
Baguette	260	7,9	0,7	55,4
Grahambrot	199	7,8	1,0	39,7
Knäckebrot	318	10,0	1,5	66,0
Laugenbrezel	226	7,1	1,8	45,3
Mehrkornbrot	216	7,6	1,6	42,8
Pumpernickel	182	6,8	1,0	36,5
Roggenbrot	217	6,2	1,0	45,7
Roggenmischbrot	210	6,4	1,1	43,7
Roggenvollkornbrot	193	6,8	1,2	38,8
Vollkornbrot mit Sonnenblumenkernen	231	9,0	3,9	39,9
Weißbrot	233	7,5	1,2	48,0
Weizenmischbrot	266	6,2	1,1	47,7

Weizenvollkornbrot	204	7,8	1,0	41,0
Weizenbrötchen	272	8,3	1,9	55,5
Weizentoastbrot	260	6,9	4,5	48,0
Kuchen und Gebäck				
Amerikaner	220	3	8	34
Apfelkuchen, gedeckt	203	2,7	7,5	31,2
Apfeltasche, McDonalds, 1 Stück	220	2	12	26
Baumkuchen	429	5,7	24,3	41,4
Berliner	317	8,7	11,8	44,0
Bienenstich	293	5,3	14,7	33,3
Biskuit	407	8,5	5,0	82,0
Buttercremetorte	342	3,3	20,8	31,7
Butterkeks	422	8,0	10,0	75,0
Butterkuchen	366	6,1	16,8	47,6
Donauwellen	310	4	16	33
Doppelkeks mit Kakaofüllung, pro Stück 25 Gramm	120	2	5	17
Früchtebrot	289	6,7	8,6	46,3
Gewürzkuchen	335	6,5	12,5	49,2
Heidesand	500	+	16,7	66,7
Hefegebäck, einfach	249	8,5	6,6	39,0
Käsekuchen, i. D.	250	10	10	27
Kokosmakronen	300	4	16	40
Kräcker	450	11,0	14,0	70,0
Marmorkuchen	379	7,1	12,1	47
Milchschnitte, pro Stück	125	2	8	10
Nussecke, 50 Gramm	245	3	14	25
Nusskuchen	436	6,6	29,1	36,9
Obstkuchen, Hefeteig	176	3,9	3,5	32,2
Orangenplätzchen	400	+	20	60
Rosinenschnecke, 65 Gramm	180	5	4	32
Russischbrot	388	6,6	1,0	88,2
Sahnetorte	365	5,0	25,0	30,0
Salzstangen	389	11,0	5,0	75,0
Schweinsöhrchen, 50 Gramm	235	2	15	22
Vollkornzwieback	364	17,0	8,0	56,0
Waffel mit Schokoüberzug	552	7,5	33,5	55,0
Weihnachtsgebäck				
Stollen	377	8,0	17,0	48,0
Dominosteine	458	8,3	16,7	66,7

Elisenlebkuchen	413	5	12,5	65
Nussprinten	450	5	20	60
Pfeffernüsse	417	+	+	83
Spekulatius	450	10	20	50
Spritzgebäck	500	10	30	50
Vanillekipferl	500	12,5	25	50
Zimtsterne	400	6,7	13,3	53,3
Zwieback, eifrei	368	10,0	4,0	73,1
Müslis				
Cornflakes	356	7,2	1,0	79,6
Müslimischung, Trockenprodukt i. D.	394	9,0	10,0	67,0
Früchtemüsli ohne Zucker i. D.	363	10,7	8,8	60,2
Schokomüsli i. D.	399	10,0	11,5	63,8
Nudeln / Kartoffeln				
Eiernudeln, roh	347	13,0	3,0	70,0
Spaghetti, eifrei, roh	362	12,5	1,2	75,2
Vollkornnudeln, roh	343	15,0	3,0	64,0
Kartoffel, gekocht mit Schale	70	2,0	0,1	14,8
Kartoffelchips	539	5,5	39,4	40,5
Kartoffelpüree, mit Milch (Maggi)	53	1,5	1	9,5
Kartoffelpuffer, zubereitet	207	2	12	22,7
Kartoffelsalat	84	1,2	2,4	9,6
Klöße, gekocht	95	1	+	22
Pommes Frites	290	4,2	14,5	35,7
Hülsenfrüchte				
Bohnen, weiß	262	22,0	1,6	40,0
Erbsen	269	23,0	1,4	41,2
Kichererbsen	279	20,0	3,4	41,2
Linsen	315	23,5	1,4	52,0
Saubohne	309	23,9	2,0	48,9
Sojabohnen	323	33,7	18,1	6,3
Tofu (Sojakäse)	85	8,0	5,0	2,0
Nüsse				
Cashewnuss	569	17,2	42,0	30,5
Erdnuss	570	26,0	48,1	8,3
Erdnussbutter	630	28,0	50,0	17,0
Haselnuss	647	13,0	61,0	11,4
Kastanie, Marone	196	3,4	1,9	41,2
Kokosnuss	363	3,9	36,5	4,8
Kokosmilch	9	0,3	0,2	1,4

Kokosraspel	606	5,6	62,0	6,4
Leinsamen, ungeschält	398	24,0	30,9	6,0
Mandeln	577	19,0	54,0	3,7
Makademianuss	687	7,5	73,0	k.D.
Paranuss	673	14,0	67,0	3,6
Pekannuss	703	9,3	72,0	4,4
Pinienkerne	674	13,0	60,0	20,5
Pistazienkerne	618	20,8	51,6	17,5
Sesamsamen	562	17,7	50,0	10,2
Sonnenblumenkerne, geschält	580	22,5	49,0	12,3
Walnuss	666	15,0	62,0	12,1

Gemüse

Artischocke, roh	22	2,4	0,1	2,6
Aubergine, roh	17	1,2	0,2	2,5
Bambussprossen	17	2,5	0,3	1,0
Blattsellerie, roh	23	1,1	0,2	4,3
Bleichsellerie (Stauden-), roh	15	1,2	0,2	2,2
Blumenkohl, gekocht	18	2,1	0,2	2,0
Bohnen, gekocht	27	1,6	0,3	4,4
Broccoli, gekocht	22	2,8	0,2	2,0
Chicorée, roh	16	1,3	0,2	2,3
Chinakohl, roh	12	1,2	0,3	1,2
Endivien, roh	10	1,8	0,2	0,3
Eisbergsalat	13	0,7	0,3	1,9
Erbsen, gekocht	68	5,4	0,5	10,4
Feldsalat	14	1,8	0,4	0,7
Fenchel, roh	24	2,4	0,3	2,8
Frühlingszwiebel	23	2,0	0,5	3,0
Grünkohl, roh	37	4,3	0,9	2,5
Gurken, roh	12	0,6	0,2	1,8
Knollensellerie, gekocht	20	1,4	0,3	2,8
Kohlrabi, roh	24	2,0	0,1	3,7
Kohlrübe, roh (Steckrübe)	35	1,1	0,2	7,0
Kopfsalat	12	1,3	0,2	1,1
Kürbis, roh	26	1,0	0,1	5,0
Mangold, roh	14	2,1	0,3	0,7
Möhren, roh	28	1,1	0,2	5,2
Möhren, gekocht	18	0,8	0,2	3,1
Möhrensaft	22	0,6	+	4,8
Paprika, roh	20	1,2	0,3	2,9

Porree, roh	25	2,2	0,3	3,2
Radieschen	14	1,1	0,1	2,0
Radiccio	13	1,2	0,2	1,5
Rettich, roh	14	1,0	0,2	1,9
Rhabarber, gekocht	11	0,5	0,1	1,0
Rosenkohl, gekocht	31	3,8	0,5	2,4
Rote Bete, gekocht	25	1,1	0,1	5,0
Rotkohl, roh	21	1,5	0,2	3,2
Sauerkraut, roh	17	1,5	0,3	0,8
Schwarzwurzel, gekocht	17	1,3	0,4	2,0
Spargel, gekocht	13	1,7	0,1	1,2
Spinat, gekocht	14	2,3	0,3	0,5
Tomaten, roh	17	1,0	0,2	2,6
Tomatensaft	17	0,8	0,1	2,9
Wirsing, gekocht	25	2,2	0,4	3,1
Zucchini	19	1,6	0,4	2,2
Zuckermais in Dosen	110	3,2	1,5	21,0
Zwiebel, roh	28	1,3	0,3	4,9
Pilze				
Austernpilz	11	2,4	0,1	+
Butterpilz	12	1,7	0,4	0,3
Champignon, Zucht	15	2,7	0,2	0,6
Hallimasch	15	2,1	0,7	0,1
Morchel	12	1,7	0,3	0,5
Pfifferling	12	1,6	0,5	0,2
Steinpilz	17	2,8	0,4	0,5
Trüffel	27	5,5	0,5	7,4
Obst				
Ananas, roh	55	0,4	0,2	12,4
Ananas, in Dosen	86	0,4	0,2	20,2
Ananassaft	53	0,4	0,1	12,0
Apfel, ungeschält	54	0,3	0,6	11,4
Apfel, getrocknet	255	1,4	1,6	57,0
Apfelmus	79	0,2	0,1	19,2
Apfelsaft	57	0,1	+	11,7
Apfelsine	42	1,0	0,2	8,3
Apfelsinensaft, ungesüßt	44	0,7	0,2	9,0
Aprikosen	43	1,0	0,1	8,5
Aprikosen, getrocknet	240	5,0	0,5	47,9
Aprikosen, in Dosen	71	0,6	0,1	17,0

Aprikosennektar, 40 % Frucht	60	0,3	0,1	14,4
Avocado	221	1,9	23,5	0,4
Banane	94	1,1	0,2	21,4
Banane, getrocknet	326	4,4	0,8	75,2
Birne	55	0,5	0,3	12,4
Birne, in Dosen	76	0,3	0,2	18,3
Brombeere	44	1,2	1,0	6,2
Dattel, getrocknet	277	2,0	0,5	65,2
Erdbeere	32	0,8	0,4	5,5
Erdbeere, in Dosen	77	0,6	0,2	18,1
Feige, roh	60	1,3	0,4	12,9
Feige, getrocknet	247	3,9	1,3	54,0
Grapefruit	45	0,6	0,2	9,0
Grapefruitsaft	36	0,6	0,1	7,2
Heidelbeeren	37	0,7	0,6	6,1
Heidelbeeren, aus Kultur	83	0,7	0,5	19,0
Himbeeren	33	1,3	0,3	4,8
Honigmelone	54	0,9	0,1	12,4
Johannisbeeren, rot	33	1,1	0,2	4,9
Johannisbeeren, schwarz	39	1,3	0,2	6,1
Johannisbeernektar i. D.	63	0,4	+	12,7
Kirschen, süß	63	0,9	0,3	13,3
Kirschen, sauer	53	0,9	0,5	9,9
Kirschen, im Glas	83	0,7	0,2	19,6
Kiwi	50	0,9	0,6	9,1
Korinthen, getrocknet	259	1,7	k.D.	63,1
Litchi,	75	0,9	0,3	17,0
Mandarine	46	0,6	0,3	10,2
Mango	59	0,5	0,5	12,8
Melone	25	1,0	k.D.	5,3
Mirabellen	67	0,7	0,2	15,0
Nektarine	53	0,9	k.D.	12,4
Olive, grün, mariniert	133	1,4	13,3	1,8
Olive, schwarz, griechischer Art	351	2,2	35,8	4,9
Papaya	13	0,6	0,1	2,4
Passionsfrucht	63	2,4	0,4	9,5
Pfirsich	43	0,7	0,1	9,4
Pfirsich, in Dosen	69	0,4	0,1	16,5
Pflaumen	49	0,6	0,2	10,2
Pflaumen, getrocknet	222	2,3	0,6	47,4

Preiselbeeren, im Glas, gesüßt	182	0,5	0,3	44,4
Stachelbeeren	37	0,8	0,2	7,0
Wassermelone	37	0,6	0,2	8,3
Weintrauben	68	0,7	0,3	15,2
Weintrauben, getrocknet (Rosinen)	276	2,3	0,5	63,9
Zitrone	36	0,7	0,6	3,2
Getränke				
Apfelwein, 5 Vol %	45	+	k.D.	2,6
Bier	43	0,5	–	3,1
Bockbier	62	0,7	–	k.D.
Branntwein, 32 Vol %	117	k.D.	k.D.	k.D.
Branntwein, 38 Vol %	210	k.D.	k.D.	k.D.
Cola	57	3,3	k.D.	10,9
Fruchtsaftgetränke	49	k.D.	k.D.	12,0
Likör, 30 Vol %	166	k.D.	k.D.	30,0
Malzbier	48	0,4	–	k.D.
Obstler (40–45 Vol %)	248	k.D.	k.D.	k.D.
Sekt, 11–12 Vol %	83	0,1	k.D.	4,0
Wein, weiß, 10–12 Vol %	70	0,1	k.D.	2,6
Wein, rot, 10–12 Vol %	74	0,1	k.D.	2,6
Weinbrand, 38 Vol %	240	k.D.	k.D.	2,0
Whiskey, 43 Vol. %	238	k.D.	k.D.	+
Brotaufstrich				
Bienenhonig	325	0,3	–	81,0
Konfitüre	250	+	–	60
Nutella	525	5	30	55
Pflaumenmus	200	+	+	50
Fastfood				
Big Mac, pro Stück	505	26	26	42
Cheeseburger, pro Stück	305	16	13	32
Fishmac, pro Stück	380	14	20	37
Hamburger pro Stück	255	13	9	31
Hamburger Royal, pro Stück	515	32	27	36
Pizza, 24 cm Durchmesser, im Durchschnitt	910	36	31	117
Ketchup	100	10	+	10
Senf, Delikatess-	125	12,5	+	12,5
Eis				
Eiscreme	207	4	12	21
Fruchteis	140	1,3	1,3	29,3

Milcheis	373	8	10,1	60
Capri, pro Stück	55	+	+	13
Cornetto Erdbeer	190	1	8	28
Cornetto Haselnuss	245	3	14	26
Magnum Classic	290	4	19	26
Magnum Mandel	325	5	22	27
Solero Zitrus	130	2	4	21

Schokolade / Kakao

Halbbitter	525	6	33	50
Joghurt	555	7	34	55
Kinderschokolade	542	8	50	33
Marzipan	505	8	30	52
Nesquick, 1 geh. Esslöffel, 15 Gramm	55	1	1	12
Noisette	470	9	33	51
Toblerone Vollmilch	563	12,5	37,5	62,5
Vollmilch	535	7	30	59
Vollmilch-Nuss	560	8	36	50
Weisse Crisp	490	7	26	57

Andere Süßigkeiten

After Eight	438	+	12,5	75
Banjo Riegel	570	6	36	53
Bonbon, i. D.	20	+	–	5
Bounty, 1 Riegel, 30 Gramm	145	1	8	17
Duplo, 1 Stück	100	1	6	10
Fruchtgummi	350	1	10	80
Hanuta, 1 Stück	120	2	7	12
Haribo Konfekt	360	2	6	76
Kinder Country, 1 Riegel	130	2	8	12
Kinder Happy Hippo Snack, 1 Stück	140	3	10	10
Kinder Pingui, 1 Riegel	135	2	9	11
Kinder Schokobons, 1 Stück	35	1	2	3
Kitkat, 1 Riegel	230	3	12	27
Lakritze, Salzbrezeln	330	6	–	76
Lakritzschnecken	290	4	–	68
Mars, 1 Riegel, 60 Gramm	275	2	11	41
Marzipankartoffeln	500	+	20	60
M&M's, 100 Gramm	490	5	20	70
Milkyway, 1 Riegel	135	1	5	21
Mon Chérie	500	+	20	50
Nuts, 1 Riegel	275	3	14	35

Quelle: Elmadfa, I.; Aign, W.; Muskat, E.; Fritzsche, D.: «Die große GU Nähr- wert Kalorien Tabelle», Verlag Gräfe und Unzer, 2000/2001

Praline, i. D.		500	8,3	33	50
Rocher		625	8,3	41,7	50
Rolo		500	+	20	60
Rumkugeln		400	5	10	70
Schokokuss, 20 Gramm		90	1	3	14
Schokocrossies		556	+	22	67
Snickers, 1 Riegel		310	6	17	32
Twix, 1 Riegel, 29 Gramm	1	40	1	7	18

Alle Kalorienangaben (sofern nicht anders vermerkt) pro 100 g verzehrbare Menge.

+ in Spuren enthalten

k.D. keine Daten

Glykämischer Index

Die angegebenen Durchschnittswerte für den GI beziehen sich auf Glukose als Referenzlebensmittel und 50 g verfügbare Kohlenhydrate. Fleisch, Fisch, Nüsse und die meisten Gemüse haben einen sehr niedrigen GI und sind daher nicht aufgeführt. Ein GI unter 55 gilt als niedrig, bis 70 als mittel und über 70 als hoch.

Zur tatsächlichen Beurteilung der Auswirkungen, die der Verzehr eines Lebensmittels auf den Blutzucker hat, muss man den GI mit dem Gehalt der verwertbaren Kohlenhydrate verrechnen. Das Ergebnis ist die Glykämische Ladung (GL). Die Portionsgröße bezieht sich wie in der Kalorientabelle auf 100 g verzehrbares Nahrungsmittel.

* keine Angaben möglich

LEBENSMITTEL	GI	GL
Frühstücksflocken		
All-Bran-Flakes	51	33
Cornflakes (klassisch)	84	67
Haferflocken	49	29
Teigwaren und Reis		
Eier-Nudeln	32	22
Spaghetti	41	31
Basmatireis, weiß	58	28
Langkornreis, weiß	56	27
Parboiledreis, weiß	48	38
Rundkornreis, weiß	72	–
Brot und Backwaren		
Croissant	67	–
Knäckebrot	81	54
Pitabrot	57	–
Pumpernickel (VK)	51	19
Roggenbrot	76	35*
Roggenbrot (Sauerteig)	52	–
Waffeln	76	–
Weißbrot	70	34
Weizenbrot (VK-Mehl)	69	28
Weizenbrot (VK-Schrot)	53	22
Obst		
Ananas	66	8
Apfel	38	4
Aprikose	31	3
Banane	55	12
Datteln (getr.)	103	67
Grapefruit	25	2
Kirsche	22	3
Kiwi	52	5
Mango	55	7
Orange	44	4
Papaya	58	1
Pfirsich	42	4
Pflaume	39	4
Rosine	64	41
Trauben	46	7
Wassermelone	72	6

Stärkereiche Gemüse		
Karotten	49	3
Kartoffeln (neu, gekocht)	62	9*
Kartoffeln (gebacken)	93	–
Pommes Frites	75	25
Kürbis	75	4
Mais	55	36
Rote Bete	64	5
Hülsenfrüchte		
Bohnen, weiß	48	19
Erbsen, grün	48	20
Kichererbsen	33	14
Kidney-Bohnen	27	–
Linsen	30	16
Sojabohnen	18	1
Milch und Milchprodukte		
Eiscreme	61	13
Joghurt, 1,5 %	33	1
Milch, 3,5 %	27	1
Milch, 1,5 %	32	2
Getränke		
Apfelsaft	40	5
Limonade (Fanta)	68	8
Orangensaft	46	4
Sportgetränk (Getorade)	78	–
Snacks und Süßigkeiten		
Erdnüsse	14	1
Fruchtgummi	80	64
Kartoffelchips	54	22
Mars	68	47
Popkorn	55	37
Salzstangen	83	62
Schokolade	44	26
Twix	44	27
Tortillachips	72	–
Snickers	41	22

Quelle (verändert): «The Glukose Revolution» (Brand-Miller, J., Colagiuri, S. und Wolever, TMS., et al), zitiert in «Syndrom X oder Ein Mammut auf den Teller» (Worm, N.)

Literatur

Hier finden Sie eine kleine Auswahl von Büchern und Artikeln zum Thema. Die vollständige Literaturliste mit den Titeln aller wissenschaftlichen Studien, die für dieses Buch herangezogen wurden, können Sie bei der Autorin bekommen.
Schreiben Sie an:

Kirsten Thieme
Men's Health
Leverkusenstraße 54
22761 Hamburg
e-mail: kthieme@menshealth.de

Baur, Eva Gesine: «Süße Gelüste», Hirzel Verlag, Stuttgart 1997

Biesalski, Hans Konrad; Grimm, Peter: «Taschenatlas der Ernährung», Thieme Verlag, Stuttgart 1999

Biesalski, Hans Konrad u. a. (Hrsg.): «Ernährungsmedizin», Thieme Verlag, Stuttgart 1999

Cramm, Dagmar von: «Kochvergnügen vegetarisch», Verlag Gräfe und Unzer, München 2000 (5. Auflage)

Cramm, Dagmar von (Hrsg.): «Das große GU-Familienkochbuch», Verlag Gräfe und Unzer, München 2000

D-A-Ch (Deutsche Gesellschaft für Ernährung, Österreichische Gesellschaft für Ernährung, Schweizerische Gesellschaft für Ernährungsforschung, Schweizerische Vereinigung für Ernährung): «Referenzwerte für Nährstoffzufuhr», Umschau/Braus, 2000

Dickhaut, Sebastian; Sälzer, Sabine: «Basic Cooking», Verlag Gräfe und Unzer, München 1999

Elmadfa, I.; Aign, W.; Muskat, E.; Fritzsche, D.: «Die große GU Nährwert Kalorien Tabelle», Verlag Gräfe und Unzer, München 2000/2001

essen und trinken: «Das große Buch der vegetarischen Küche», Verlag Naumann & Göbel, Köln 1995

Fleetwood, Jenni: «Schnellrezepte», Bechtermünz Verlag, Augsburg 1999

Gottschall, Christina; Heilig, Sabine: «Trainingsbuch Fatburner», Rowohlt Verlag, Reinbeck 2000

Hamm, Michael: «Fett ja – aber wenig und richtig», Mosaik Verlag, München 1999

Hamm, Michael: «Fit und schlank mit dem Glyx», Midena Verlag, München 2001

Hauner, Dagmar; Hauner, Hans: «Leichter durchs Leben», Trias Verlag, Stuttgart 1996

Kiple, Kenneth F.: «Was wir von der Steinzeit lernen können», in: Geo Wissen 28, 2001

Klosterfelde-Wentzel, Marlies; Haseltine, Helga: «Brigitte Diät», Verlag Naumann & Göbel, Köln (o. J.)

Koch, Klaus: «Warum Experten so oft irren», in: Geo Wissen 28, 2001

Luczak, Hania: «Der Stoff, aus dem die Pfunde sind», in: Geo, Juni 1999

Montignac, Michel; Finck, Hans: «Die Montignac-Methode für Einsteiger», Artulen-Verlag, Offenburg 2000

Pollmer, Udo; Warmuth, Susanne: «Lexikon der populären Ernährungsirrtümer», Eichborn Verlag, Frankfurt 2000

Possemeyer, Ines: «Alles nur Geschmackssache», in: Geo Wissen 28, 2001

Stenglein, Markus: «Bodyconcept Laufen», Rowohlt Verlag, Reinbek 2002

Stiftung Warentest: «Die neuen machen Tempo», in: test, Mai 2001

Stiftung Warentest: «Wenn Herzen höher schlagen», in: test, März 2002

Tschirner, Torsten: «Bodyconcept Bauch», Rowohlt Verlag, Reinbek 2001

Worm, Nicolai: «Diätlos glücklich», Hallwag Verlag, Stuttgart 1998

Worm, Nicolai: «Syndrom X oder Ein Mammut auf den Teller», Hallwag Verlag, Stuttgart 2000

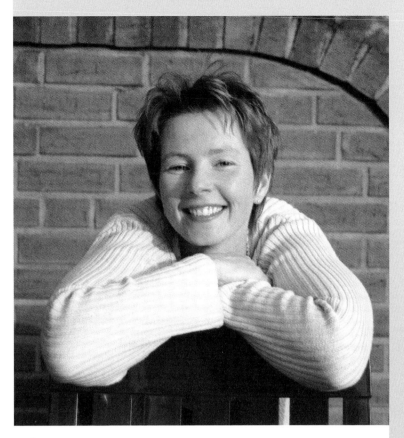

Über die Autorin

Kirsten Segler (ehem. Thieme) ist Diplom-Biologin und seit drei Jahren Redakteurin für Gesundheit und Ernährung bei Men's Health.

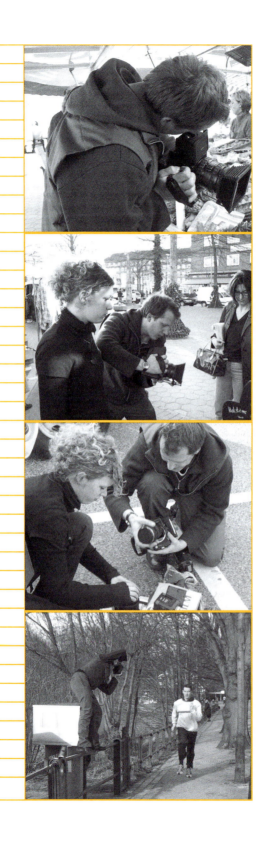

BEI DER ARBEIT

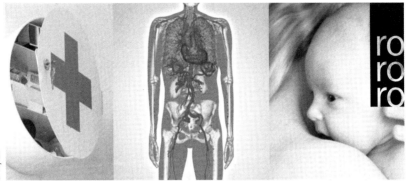

© 81A Productions/Corbis; Shutterstock; Grönemeyer Institut für MikroTherapie, Bochum

Kompetente Ratschläge, Tipps und Antworten für ein gesundes Leben

Petra Lukasch
Leichter durchs Leben
Ohne Diät für immer schlank.
Erfolgsrezepte einer Bäckersfrau
rororo 62324

Dr. Johannes G. Mayer
Das geheime Heilwissen der Klosterfrauen. rororo 62373

Susanne Holst
Klug essen – gesund bleiben
rororo 62381

Uta König
Wir wollen ein Baby
rororo 61561

Mechthild Scheffer
Die Original Bach-Blüten-Therapie zur Selbstdiagnose
rororo 61939

Geneen Roth
Essen als Ersatz
Wie man den Teufelskreis durchbricht
rororo 61965

Dietrich Grönemeyer
Grönemeyers neues Hausbuch der Gesundheit
Das umfassende Nachschlagewerk bei medizinischen Fragen und Problemen von Deutschlands bekanntestem und beliebtestem Arzt.

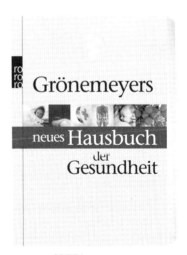

rororo 62571

Weitere Informationen in der Rowohlt Revue oder unter www.rororo.de